脂肪肝
科学调养宜与忌

ZHIFANGGAN

KEXUETIAOYANG YIYUJI

主　编　雷正权

编　者　高　桃　李文瑶　王晶晶
　　　　张晶晶　黄伟智　郑佩峰
　　　　李伟伟　辛　婕　陶晓雯

西安交通大学出版社

XI'AN JIAOTONG UNIVERSITY PRESS

图书在版编目(CIP)数据

脂肪肝科学调养宜与忌 / 雷正权主编. —西安:西安交通大学出版社,2016.5
ISBN 978 - 7 - 5605 - 8543 - 7

Ⅰ.①脂… Ⅱ.①雷… Ⅲ.①脂肪肝—防治 Ⅳ.①R575.5

中国版本图书馆 CIP 数据核字(2016)第 111695 号

书　　　名	脂肪肝科学调养宜与忌	
主　　　编	雷正权	
责 任 编 辑	赵丹青　杨　花	
出 版 发 行	西安交通大学出版社	
	(西安市兴庆南路 10 号　邮政编码 710049)	
网　　　址	http://www.xjtupress.com	
电　　　话	(029)82668357　82667874(发行中心)	
	(029)82668315(总编办)	
传　　　真	(029)82668280	
印　　　刷	陕西时代支点印务有限公司	
开　　　本	787mm×1092mm 1/32　印张 5.875　字数 102 千字	
版 次 印 次	2016 年 6 月第 1 版　　2016 年 6 月第 1 次印刷	
书　　　号	ISBN 978 - 7 - 5605 - 8543 - 7/R·1220	
定　　　价	15.00 元	

读者购书、书店添货,如发现印装质量问题,请与本社发行中心
联系、调换。

订购热线:(029)82665248　(029)82665249
投稿热线:(029)82668803　(029)82668804
读者信箱:med_xjup@163.com

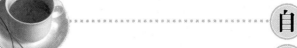

　　三十多年以前，我刚参加工作不久，就遇到了一位极度虚弱、全身发凉、奄奄一息的患者，可没想到我的老师竟用一碗人参汤使这位濒于死亡的人起死回生。初入医门的我心中着实欢喜了好长时间。但是药物是不能随便使用的！即使补益类药物也不例外。有这样一个病例：一位高血压病患者，平时血压就高，在一次过量饮用自制的人参酒后，不仅鼻出血不止，而且引发了脑出血。

　　药物可"治病"，也可"致病"。日常吃的食物也有同样的问题。如猪肝是一种很好的补益类食物，孕妇适量食用，有益健康，但如果过量食用，则有可能引起维生素A中毒，轻则影响妇婴健康，重则可致胎儿唇裂及器官缺陷。关于食物"治病""致病"的同类事例还有许多。可见，好的食物用在适宜的时候，对人的健康能起到意想不到的作用，而再好的东西用得不合时宜，也可能就是毒药！

　　随着时间的推移，我愈发感觉到编写一套适合不同人群与各种疾病宜忌小丛书的必要性。于是在工作之余，我留心观察，广泛收集资料，希望尽快把自己的所知与体会传播给热爱生活、急需恢复健康的人们。在此基础上，我对图书市场上相关的图书也做了系统调研，最终为这套丛书确定了四个准则：一是通俗，二是易懂，三是实用，四是价廉，使这套小丛书成为名副其实的"大众健康小百科"。套用前人的名言，就是"山不在高，有仙则灵，书不在深，有用则行"。丛书初稿完成后，又经相关专家进行审订，几经批删，终于可与广大读者见面，心中不禁颇感欣慰。

没有悉心呵护，哪来健康和幸福？没有宜忌的约束，哪里会有生命生机的重现？这套书综合特定人群及其家人对健康知识的基本需求，包括了常见疾病的饮食、起居、运动、娱乐、自疗、就医等各个方面的宜忌，以及不同人群在心理、日常生活方面的康复宜忌等，分别成册，自成一体。衷心期盼通过书中健康宜忌的讲述，能够引导广大读者遵循生命规律，提高生活质量，有疾者尽快恢复，无疾者健康快乐！

作 者

2016-4-30 于古城西安

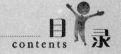

目 录
contents

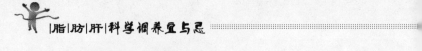

第三篇

脂肪肝患者营养素调养宜与忌

第四篇

脂肪肝患者运动调养宜与忌

第五篇

脂肪肝患者的起居与心理调养宜与忌

第六篇

脂肪肝的简单自我治疗方法

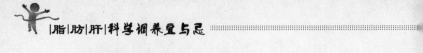

　　本书收集的食物民间验方、药物使用方法，不能代替医生诊治。

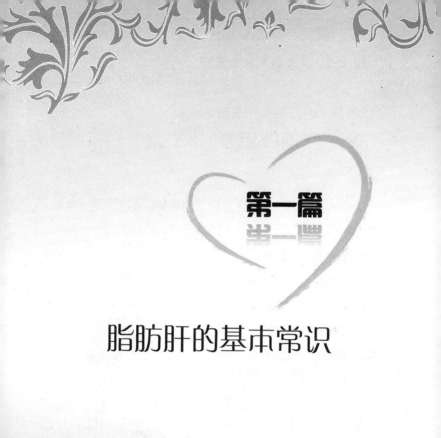

第一篇

脂肪肝的基本常识

脂肪肝到底是怎么一回事

　　生活中我们发现，许多自认为很健康的人走进"B超"室，捧出的报告单上却是这样的结论："脂肪肝"。那么，什么是脂肪肝呢？

　　肝脏是人体最大的消化腺，具有分泌胆汁，参与糖、蛋白质、脂肪代谢，以及解毒和免疫等重要功能。其质地柔软，呈红褐色，重量占成人体重的2%。我国男性肝重为1154~1446克，女性为1028~1378克。肝与脂类物质代谢密切相关，正常肝脏在脂肪的消化、吸收、氧化、转化及分泌等过程的动态平衡中起着相当重要的作用。如果因各种原因使肝脏脂肪代谢功能发生障碍，致使脂类物质代谢失调，脂肪在肝组织细胞内蓄积，就会

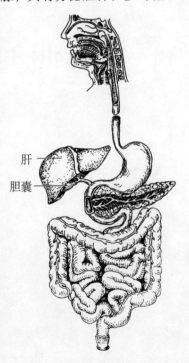

肝
胆囊

导致脂肪肝。也就是说脂肪肝实际上就是过量的脂肪酸在肝脏里面，脂肪在肝内合成增强，分化减弱，同时向肝外移出减少。当脂肪含量超过肝重的 5% 或组织学上单位面积中有 1/3 以上肝细胞脂肪变时，就被诊断为脂肪肝。不过脂肪肝是一种常见的临床现象，而非一种独立的疾病，其临床表现轻者无症状，重者病情凶猛。一般而言，脂肪肝属于可逆性疾病，早期诊断并及时进行有效治疗可彻底治愈。

 ## 脂肪肝是健康的隐形杀手

目前，脂肪肝已经成为威胁人类健康的隐形杀手。有关统计资料显示，随着人们生活水平的提高，我国人群脂肪肝发病率较之前几年有明显升高，尤其是在大中城市人群以及某些职业人群（如白领、高级知识分子、出租车司机等）中更是如此。然而，尽管发病率上升，媒体对脂肪肝也有大量报道，但是由于脂肪肝常常并无明显症状，因此很多人对脂肪肝防治的重视程度明显不够。临床医生也发现，临床中的脂肪肝患者，他们大多数都是在健康体检中或因其他疾病就诊时才被发现患有脂肪肝。由于临床上对脂肪肝没有很好的治疗方法，有很多人还以为得了脂肪

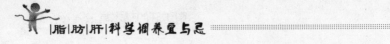

肝没什么大碍。其实脂肪肝会使人免疫功能下降，而且脂肪肝是肝纤维化、肝硬化的前期阶段，与肝炎、肝硬化、肝癌关系密切。

据欧美学者统计，脂肪肝的发病率约占总人口的10%；约50%的肥胖症患者和糖尿病患者及约57%的长期嗜酒者伴随脂肪肝。临床研究表明，在肥胖和糖尿病所致的非酒精性脂肪肝中，10年内肝硬化和肝病相关死亡的发生率分别为20%和12%；酒精性脂肪肝的预后则更差，大约40%的酒精性脂肪肝合并酒精性肝炎，多数患者死于肝衰竭和肝硬化。脂肪肝现已成为影响人类健康的危险因素。

脂肪肝能引起什么疾病

早期脂肪肝，肝功能正常，症状也不明显，只是偶有口臭。但一旦脂肪侵入到肝细胞的细胞质里，患者转氨酶就会增高，肝功能就会受到影响，并出现疲乏无力、食欲不振等症状，如果继续发展下去，就有可能形成下列疾病：

（1）肝硬化和肝癌：脂肪肝长期得不到治疗会引起肝细胞缺血坏死，从而诱发肝纤维化和肝硬化等多种严重肝病。临床统计数字显示，脂肪肝患者并发肝硬化、肝癌的概率是正常人的150倍。同时，由于脂肪肝患者机体免疫力相对较低，感染甲、乙型肝炎的机会也明显高于正常人。

（2）胃肠消化功能下降：脂肪肝直接影响胃肠道的消化功能，导致消化不良、食欲减退、厌食，进食后常感到腹胀、恶心，脂类代谢障碍等。长期食欲不振，会使人精神不振、神经衰弱、皮肤干枯、面色暗淡，严重影响工作和学习。

（3）动脉粥样硬化和心脑血管疾病：脂肪肝患者常伴有高血脂、高胆固醇等状态，血液黏稠度增大，血管壁黏膜变性，血管腔变小，血管失去原有的弹性，而血流缓慢易形成血栓，最终导致血管壁增厚变硬，形成动脉粥样硬化。心脏因此得不到充足的血液供应，从而引发心脏缺血、心肌痉挛、心绞痛或心肌梗死。如果脑部血管供血不足或破裂则引起脑梗死、中风。

（4）视力退化：中医认为，"肝开窍于目"，眼之所

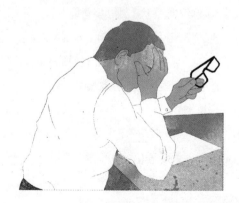

以能视物，有赖于肝气之疏泄和肝血的濡养。肝功能是否正常，常常在眼睛上有所反应。脂肪肝患者在视觉上常表现出下面现象：眼前突然一片黑，看不见周围的物体，片刻后恢复；读书时眼睛容易疲劳；看不清远处的物体；眼睛干涩；视力下降等。

（5）科学研究证明，当肝脏负荷过重时，就会影响维生素B族的合成。而维生素B族的功能恰恰就是帮助机体正常代谢脂肪，当缺乏维生素B族的转换时，脂肪通常会渗入到人体细胞里，继而会出现肥胖、冠心病、糖尿病等相关病症。

爱心提示

脂肪肝对人体的危害，首先是使脂类的代谢、运转、能量转化发生障碍，能量代谢紊乱，机体免疫功能大大下降。中度脂肪肝患者可有食欲减退、消化不良、恶心、腹胀、腹泻等消化道症状；还可能有鼻出血、牙龈出血，女性月经不调或闭经，男性性功能减退等症状。如果脂肪长期在肝内过度蓄积，就会造成被脂肪浸润的肝细胞肿胀，其他肝细胞受压迫，代谢受影响，而变形坏死；一旦肝脏纤维增生及假小叶形成，就成为肝硬化。据目前国内资料统计，脂肪肝纤维化发生率约为25%，近8%的患者最后发展为肝硬化。一旦发生肝硬化，其预后与门脉性肝硬化相同，即可出现腹水、消化道静脉曲张、消化道大出血。个别患者会发生脂肪栓塞，甚至出现急性重症肝炎或暴发性肝衰竭而危及生命。部分肝硬化患者会转化为肝癌。

引起脂肪肝的病因有哪些

引起肝内脂肪过量蓄积、外移减少的病因甚多，其作用程度及彼此间的关系迄今仍未充分阐明。临床上，引起脂肪肝的常见原因有过量饮酒、肥胖症、糖尿病、高脂血症、蛋白质热量不足性营养不良、肝炎病毒感染（特别是丙型肝炎病毒感染）、内分泌代谢障碍（如皮质醇增多症、甲状腺功能亢进）以及一些慢性感染与炎症（如炎症性肠病、慢性结核病）、小肠改道手术等，四环素、四氯化碳等药物或工业毒物亦可导致脂肪肝的形成。主要病因分述如下。

肥　胖

健康成年人的体重指数越大，脂肪肝的检出率就越高。各项数据证实脂肪肝与肥胖有直接关系，也就是说肝内脂肪堆积的程度与体重成正比。约半数肥胖症患者可见有轻度脂肪肝；在重度肥胖症患者中，脂肪肝的发病率可高达60%~90%，可见肥胖症患者有明显的脂肪肝好发倾向。肥胖者体重得到控制后,其肝脏脂肪浸润亦减少或消失。患肝炎后不适当地增加营养而又缺乏运动所致的肥胖是我国最常见的致脂肪肝的原因之一。

对于肥胖所致的单纯性脂肪肝患者,减肥可能是唯一有效的治疗选择;而对于与肥胖相关的脂肪肝合并肝功能异常者,科学减肥可提高保肝药物的治疗效果。一般地,体重每下降1%,转氨酶下降8.3%;体重下降10%,则增高的转氨酶多能恢复正常,伴肿大的肝脏回缩、肝内过多的脂肪消退。

爱心提示

儿童脂肪肝,多是肥胖伴随症。一份全国流行病调查报告显示,如今城市婴幼儿中的肥胖率已经超过了45%,在这些肥胖婴幼儿中,有30%~40%都患有不同程度的脂肪肝。患上脂肪肝后,这些孩子正常的血液供应、氧气供应及自身代谢都会受到影响,造成正常肝细胞被挤压变形,以及肝细胞大量充血水肿、炎症浸润,肝细胞坏死,日久还会逐渐发展成为肝硬化。虽然以上数据显示儿童脂肪肝的患病比例相当高,但需要说明的是,在很多情况下,儿童脂肪肝往往只是肥胖症的伴随症状。

营养异常

营养过剩和营养不良都能导致脂肪肝的发生。由营养异常所致的脂肪肝病因相对复杂，主要有以下几个方面。

（1）摄入过多脂肪，使脂肪代谢产物乳糜微粒或游离脂肪酸过多。

（2）摄入糖类物质过多，糖刺激肝内脂肪酸合成增多，故合成脂肪量也增多。

（3）蛋白质缺乏。当蛋白质缺乏或摄入的食物缺乏必需氨基酸，如苏氨酸、亮氨酸、异亮氨酸时，则缺乏合成载脂蛋白所需的原料，无法分解肝内的脂肪而形成脂肪肝。

（4）食物中缺乏胆碱，可使卵磷脂合成受影响，极低密度脂蛋白（VLDL）合成减少，无法将脂肪转运至肝外。

上述因素常常共同影响肝脏的脂代谢过程，导致进入肝脏的脂类物质过多，肝氧化分解以及转运到肝外的脂肪

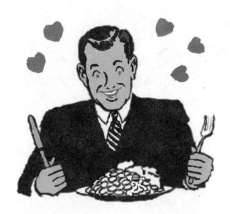

相对不足，于是一部分脂肪暂时沉积在肝细胞内成为"沉睡的脂肪"。

药物因素

据统计，目前至少有 200 多种以上的药物可以引起不同程度的脂肪肝，如四环素、利福平、异烟肼、肾上腺皮质激素以及抗生素、中枢神经系统作用药物、睾酮类激素等。药物性脂肪肝的发生率在所有药物不良反应病例中居第三位，其机制较复杂，如四环素可结合到肝细胞的 RNA 上损害肝细胞的合成功能，使极低密度脂蛋白、三酰甘油合成减少，线粒体内脂肪酸的氧化作用和肝细胞摄取脂肪酸的作用均发生障碍而形成脂肪肝。

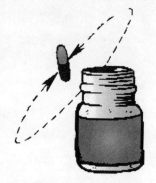

饮酒因素

90%~95% 的酒精都是通过肝脏代谢的，一般是每千克体重每小时代谢 60~200 毫克酒精，3~10 个小时后体内才能清除掉所有的酒精。经常饮酒，肝脏负担太重，即使每日饮酒不超过限量，也会危害身体特别是肝脏的健康，因此不仅要少饮酒，而且不能经常饮。饮酒量（多少及频率）

决定肝损害的危险和程度。女性比男性更易受到酒精的伤害。饮酒数年的女性，若饮酒量每天达 19 克纯酒精量（约合 182 克葡萄酒、364 克啤酒、56 克威士忌），可引起肝损害；饮酒数年的男性，若饮酒量每天达 56 克纯酒精量（相当于 560 克葡萄酒、1120 克啤酒）可引起肝损害。科学工作者对长期嗜酒者肝穿刺活检，发现 75%~95% 饮酒者有脂肪浸润。

饮酒为什么能引起脂肪肝呢？目前认为其发病机制是多因素综合的结果。首先体内大量乙醇可以抑制线粒体蛋白的合成，使线粒体氧化脂肪酸的能力降低，引起肝组织脂肪酸积存，酮体在体内堆积，体内乳酸、丙酮酸比值增高。乳酸过多抑制尿酸由肾排出，引起高尿酸血症，导致低血糖，有的患者发生猝死。此外，乙醇的代谢产物如乙醛对肝组织本身也有直接毒性作用，引起肝组织脂肪变性。

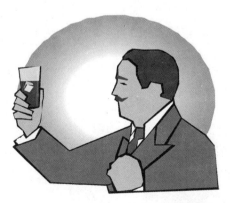

爱心提示

　　每日饮多少酒较安全，国内外尚无定论。从有关的研究报告中可以看出，每日饮酒量与疾病的发生及社会行为有直接的关系。有人对以 35 岁以上的成人为中心的16 个调查组追踪随访 5~24 年，并且也考虑到女性比男性对酒的耐受性较弱或体重较小的缘故，研究认为，每日男性 750 毫升、女性 500 毫升啤酒为一个健康的饮酒量。日本对 1 万人进行 14 年追踪调查的结果显示，缺血性心脏病患者，日饮酒量如果超过 750 毫升啤酒，其病死率明显上升；特别是已经患有心脑血管疾病、肝硬化、癌症等患者，每日饮酒即使不到 1000 毫升啤酒，其死亡的危险性也比不喝酒的人高出 1 倍，饮酒 1000 毫升以上者要高出 1.6 倍；患食管癌的几率将高出 15 倍。因此，现在人们不仅提倡所谓安全饮酒，而且提倡尽可能不饮酒。

疾病因素

　　（1）约 50% 的糖尿病患者可发生脂肪肝，特别是40~50 岁的糖尿病患者更易出现肝内脂肪沉积。为什么会出现这种情况呢？因为糖尿病患者，大都伴随肥胖，同时体内存在着胰岛素抵抗、糖代谢紊乱，处于高血糖状态。

由于胰岛素抵抗产生糖代谢障碍，脂肪动员增加，使血液中游离脂肪酸含量增高；同时亦促进肝脏对脂肪酸的合成，使大量的脂肪酸蓄积在肝脏而导致脂肪肝，脂肪肝又反过来影响血糖的控制，造成恶性循环。患糖尿病后，患者体内的葡萄糖和脂肪酸不能被很好地利用，脂蛋白合成也出现障碍，致使大多数葡萄糖和脂肪酸在肝脏内转变成脂肪，存积在肝内从而使脂肪肝加重。

（2）肝炎的急性期，由于患者较长时间的食欲下降，可引起营养不良，热卡不足，而缺乏蛋白质、维生素及胆碱、甲硫氨酸等去脂物质，均可引起一定程度的脂肪肝。肝细胞的严重受损，使肝细胞内的脂肪分解与氧化功能降低，结果中性脂肪堆积在肝细胞内，亦是脂肪肝的成因。患有病毒性肝炎时，肝内炎症往往伴随肝细胞内微循环障碍及增生性改变，可使部分肝细胞缺氧、缺血，细胞与血液之间氧化物质交换不足，使肝内脂肪酸氧化减少。以上改变均使肝内多聚糖及 ATP 水平降低，肝内脂蛋白合成减少，三酰甘油与载脂蛋白结合发生障碍，输出减少，导致三酰甘油在肝内堆积而发生脂肪肝。在肝炎的恢复期，患者食欲显著增加，容易出现剩余的热量以脂肪的形式蓄积而发生肥胖，继之发生脂肪肝。

（3）高脂血症患者易并发脂肪肝。临床分析发现脂肪肝多见于肥胖、高三酰甘油血症、高血糖者。从单纯因素看以肥胖对脂肪肝形成的影响最大，而合并一种以上的因素,如高三酰甘油血症,则发病率明显提高。因此控制体重、调整饮食结构、采取低脂限糖等膳食措施,是预防脂肪肝的关键所在。研究还发现单纯性高脂血症或单纯性肥胖并非都合并脂肪肝,只有同时伴发糖代谢异常的肥胖症及高脂血症患者才容易并发脂肪肝。

🌳 环境因素

环境因素也可影响脂肪肝的形成。常见的致脂肪肝的毒物有四氯化碳、白磷、异丙醇、环己胺、依米丁、砷、铅、汞等,其发病机制较为复杂。如四氯化碳通过抑制肝内蛋白合成,降低肝内脂肪酸氧化率,使肝脏三酰甘油释放障碍导致脂肪肝形成;而白磷主要是导致肝内蛋白质、载脂蛋白合成障碍而使类脂质分泌减少,脂肪在肝内堆积致脂肪肝形成;异丙醇可使肝内2-磷酸甘油增加,脂肪细胞分解脂肪增多,未酯化脂肪酸进入肝脏也增多,使肝内三酰甘油合成过多,形成脂肪肝。

爱心提示

脂肪肝根据发病的病程长短一般可分为急性和慢性两种。慢性脂肪肝较为常见,起病缓慢、隐匿,病程漫长;早期没有明显的临床症状,一般是在做B超时偶然发现;部分患者可出现食欲减退、恶心、乏力、肝区疼痛、腹胀,以及右上腹胀满和压迫感。由于这些症状没有特异性,与一般的慢性胃炎、胆囊炎相似，因而往往容易被误诊误治。

脂肪肝不需要治疗吗

近年来，脂肪性肝病的发病率呈逐渐上升趋势，而且有渐趋年轻化的倾向。然而，人们对脂肪肝的认识尚存在许多误区，而且随着周围人群脂肪肝检出率的增高，大家对之已不以为然，总认为脂肪肝至多算是一种亚健康状态，而不是真正的疾病，根本无需治疗。那么脂肪肝究竟要不要治疗呢？近年来的大量研究表明，非酒精性脂肪肝是与生活行为密切相关的慢性疾病，其理由有三。

（1）至少20%的非酒精性脂肪肝是非酒精性脂肪性肝炎而不是单纯性脂肪肝，而非酒精性脂肪性肝炎现已明确为隐源性肝硬化和肝癌的重要前期病变，并且是导致肝衰竭的原因之一。

（2）即使是单纯性脂肪肝，脂肪肝比正常肝脏脆弱，较易受到药物、工业毒物、酒精、缺血以及病毒感染的伤害，从而导致其他类型肝病发生率增高。

（3）对于超重和肥胖者而言，脂肪肝的出现可能提示

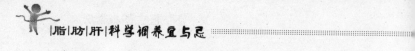
"恶性肥胖"，因为这种人很容易发生高脂血症、糖尿病和高血压病，最终发生冠心病、脑中风的概率也会显著增加。

为此，无论是从肝病还是从糖尿病和心脑血管疾病防治的角度看，脂肪肝都应尽快治疗。因此，即使是健康查体发现的无症状性脂肪肝亦不能掉以轻心，应该及时到医院诊治。某外贸公司的王经理就是一个明显的例证，10年前查体发现他有脂肪肝和转氨酶轻度增高。他除偶尔服用一些药物外，平时根本不把脂肪肝当成一回事。虽然有医生建议他要戒酒和减肥，而且要加紧治疗，但王经理"人在江湖，身不由己"，烟酒应酬仍是家常便饭，对积极的治疗建议更是未加理睬，结果肥胖和脂肪肝程度越来越重。终因酒精脂肪性肝硬化导致食管静脉曲张破裂大出血急症入院，虽经积极抢救仍未能挽救生命。

脂肪肝有哪些临床表现

有医师依据 B 超显示的血管相对密度判断脂肪肝程度，其中轻度：肝血管湮没；中度：肝血管反转显示与肝实质对比度明显；重度：与肝实质形成明显反差。

轻度脂肪肝多无临床症状，易被忽视。据统计，约25% 以上的脂肪肝患者临床上可以无症状；有的仅有疲乏感，而多数脂肪肝患者较胖，故更难发现轻微的自觉症状。因此目前脂肪肝患者多于体检时偶然被发现。

中重度脂肪肝有类似慢性肝炎的表现，可有食欲不振、疲倦乏力、恶心、呕吐、体重减轻、肝区或右上腹隐痛等。肝脏轻度大可有触痛、质地稍韧、边缘钝、表面光滑，少数患者可有脾大和肝掌。当肝内脂肪沉积过多时，可使肝被膜膨胀、肝韧带牵拉，而引起右上腹剧烈疼痛或压痛、发热、白细胞增多，易误诊为急腹症而做剖腹手术。

急性化学物品中毒、药物中毒或急性妊娠期脂肪肝，其临床表现多呈急性或亚急性肝坏死的表现，易与重症肝炎相混淆。

此外，脂肪肝患者也常有舌炎、口角炎、皮肤瘀斑、四肢麻木、四肢感觉异常等末梢神经炎的改变。少数患者也可有消化道出血、牙龈出血、鼻衄等。

重度脂肪肝患者可以有腹水和下肢水肿、电解质紊乱如低钠、低钾血症等，脂肪肝表现多样，遇有诊断困难时，可做肝活检确诊。

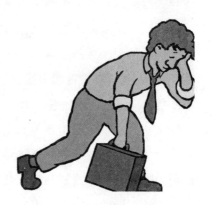

脂肪肝的治疗原则

脂肪肝如能早期诊治，可使其完全恢复正常。但是如任其发展，则可发生脂肪性肝炎、肝硬化以及相关并发症。因此，促进肝内脂肪消退可阻止慢性肝病进展，并改善脂肪肝患者的预后及生活质量。脂肪肝的治疗原则可概括为以下几点。

去除病因

鉴于脂肪肝是一种可由多病因引起的获得性疾病，寻找与去除病因和积极控制原发基础疾病对脂肪肝的防治至关重要。对于大多数脂肪肝患者，首先应明确脂肪肝可能的病因及诱因，尤其注意易被忽视的因素，如药物的副作用、工业毒物和环境毒素中毒、营养不良、甲状腺功能亢进、重度贫血以及心肺功能不全的慢性缺氧状态等。大多数药物性脂肪肝在及时停用相关药物后 2~3 个月内，可完全恢复正常。长期饥饿及蛋白质热量不足所致的脂肪肝通过在饮食中补充蛋白质或氨基酸以及足够热量后，肝脏病变可迅速逆转。慢性肝炎患者不论病情是否需要，长期摄入过高的热量和过分强调休息，均可因体重增加而诱发脂肪肝，

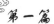

故应尽可能避免这些因素。小肠改道手术所致的脂肪肝应重新做吻合手术，改善其消化功能，并补充必需氨基酸。妊娠期急性脂肪肝在中止妊娠和控制并发症后，肝内脂肪沉积可完全消退，且不留任何后遗症。

综合治疗

许多患者经常辗转于各大医院询求治疗脂肪肝的特效药物，事实上，至今国内外尚未发现治疗脂肪肝的灵丹妙药，而防治肥胖性脂肪肝这类现代都市病，通过节食、运动等减肥措施比保肝药物治疗更为重要，尤其是单纯性肥胖性脂肪肝。对于伴有转氨酶升高的非酒精性脂肪肝，减肥则是确保保肝药物起效的重要前提条件。但是过去大家都比较轻视减肥的功效，而许多临床医生则错误地认为不需用药就是不需要治疗。其实，在脂肪肝的综合治疗中，保肝药物仅仅是一种辅助治疗措施，主要用于伴有转氨酶升高的脂肪性肝炎患者，是一个短期的强化行为，而更需要患者长期高度重视和调整的是自己的饮食、运动和不良行为的修正。这些非药物治疗措施需要贯彻终身，否则脂肪肝就是治好了也会复发。因此，脂肪肝患者一定要了解主动参与治疗的重要性，力争找出并纠正自己不良的饮食和生活习惯，千万不要以为单纯依靠花钱买药就可求得健康。

脂肪肝的检查诊断方法

脂肪肝的诊断主要依靠病史、临床表现和实验室检查，特别是 B 超和 CT，但确切的诊断还是有赖于肝活检。对于脂肪肝的诊断可遵循以下原则：首先应根据 B 超、CT 或 MRI 等影像学结果判断是否有脂肪肝；其次根据实验室检查及肝活检病理组织学检查判断是单纯脂肪肝还是脂肪性肝炎；第三，需要详细询问病史，有无饮酒、糖尿病、高血脂及药物或毒物接触史，体重如何，从而明确病因；第四，脂肪肝的诊断应排除其他疾病，如 HCV（丙型肝炎病毒）感染、肝豆状核变性（常染色体隐性遗传性疾病）、血色病及自身免疫性肝炎。非均匀型脂肪肝还应与占位性病变相鉴别。

影像学诊断

影像学是诊断脂肪肝的重要而实用的手段。脂肪肝 B 超检查可见肝实质呈微细致密的强反射光点，深部组织回声减弱；超声波对重度脂肪肝的诊断率达 95%；CT 扫描示肝脏密度比其他脏器（如正常脾脏、血管）低下，一般认为其准确性优于 B 超。

有专家对根据 CT 和 B 超判断脂肪肝程度的准确性进行了比较，以 CT 值为标准的正确率为 65.9%，而以 B 超为

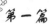

标准的正确率为 93.1%。一般认为 MRI 对于脂肪肝的诊断价值较小，且价格昂贵，但其对于显示肿瘤与血管的关系，可能有助于鉴别诊断。

病史与实验室检查

（1）病史：脂肪肝无特异性症状。约半数患者无明显自觉症状，部分患者有易疲劳、食欲降低、腹胀、肝区不适或隐痛、恶心、嗳气等症状；患者可能有长期饮酒史或患有糖尿病、肥胖、营养不良及中毒性肝损伤等病史；部分患者可触及肝大，并可有轻度压痛。

（2）实验室检查：可有血浆球蛋白变化，特别是 α_1、α_2 及 β 脂蛋白增高，血清 GGT、ALT、AST 活性轻度增高或正常。但这些均为非特异性的变化。

爱心提示

有人经常问为何脂肪肝患者肝功能异常？这是因为脂肪肝是多种原因引起的脂肪组织在肝细胞内堆积的一个综合征。由于肝细胞内脂肪过度地堆积，引起肝细胞的代谢障碍，继而损伤肝细胞，使肝细胞发生坏死而引起肝功能异常，表现为谷丙转氨酶和谷草转氨酶轻度升高，但很少超过正常值的 4 倍。脂肪肝也可引起胆红素和碱性磷酸酶的升高，随着脂肪肝的好转，转氨酶、胆红素及碱性磷酸酶也逐渐降至正常。

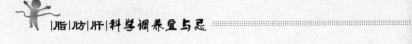

肝活检诊断

获取肝组织进行组织观察，可对脂肪肝作出确诊。肝组织病理学检查对于明确诊断和判断病变程度、了解病因、估计预后均十分重要。在组织学上将脂肪肝分为轻、中、重三级，脂肪变性的肝细胞轻度占 30%~50%，中度占 50%~75%，重度占 75% 以上。

爱心提示

可能患有脂肪肝的危险信号

（1）食欲不振、疲倦乏力、恶心、呕吐。

（2）体重减轻、肝区或右上腹剧烈疼痛或压痛、发热、白细胞增多。

（3）突然的心绞痛发作，伴有恶心、呕吐、出汗。

（4）头晕、头痛，尤其是头痛为跳痛或后脑胀痛者。

（5）耳鸣，一侧肢体、面部或口唇四周麻木。

（6）出现呼吸困难、咳嗽、咯血、放射状胸痛、昏厥等症状。

当肝内脂肪沉积过多时，可带来肝硬化、脑血栓、肺栓塞等严重病变，严重的会发生突然死亡，因此，如果出现上述症状，请立即就医。

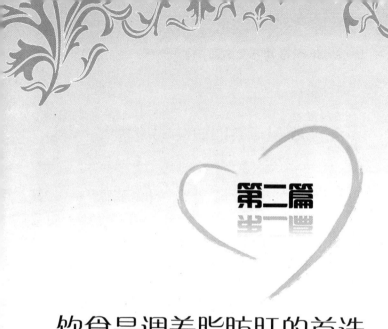

第二篇

饮食是调养脂肪肝的首选

脂肪肝患者的饮食原则

生活水平的提高和饮食结构的变化让脂肪肝这一"富贵病"在我国发病率明显上升，且 30~40 岁的男性患脂肪肝的比例明显偏大。过量饮酒、大鱼大肉等不良生活习惯是脂肪肝形成的主要元凶之一。因此，在治疗原则上一般以纠正不良生活方式为主，使脂肪肝逐步逆转。对于症状较重者，必要时辅以保肝、去脂及抗纤维化药物的治疗。

饮食不宜过饱

脂肪肝患者进餐不宜吃得过饱。因为过多的食物，特别是高蛋白、高脂肪食品，较难消化，本身就使脂肪酸进入肝脏增多，同时会使腹部胀满不适。晚餐过饱危险性更大，因为入睡后血液的流速较缓慢，当晚餐进食脂肪较多时，血脂就会大大升高，极容易沉积在血管壁或肝脏。所以，专家建议，脂肪肝患者应采取少食多餐的方法，每日吃

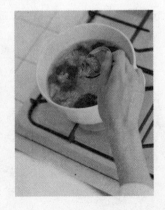

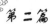

4~5 餐，每餐以八分饱为宜。

 饭后不宜饮茶

专家提出，饭后饮茶的习惯是错误的。因为饭后立即饮茶，茶水会冲淡胃液，影响胃内食物的正常消化。茶水中含有的单宁酸还会促使胃内的物质凝固，影响蛋白质的吸收，从而增加胃的负担。对此，医生建议，在饭后一小时内最好不要饮茶，应待饭后一小时胃内食物消化得差不多时再饮用茶水，这样对消化功能和物质凝固也不会产生太大的影响。还有一点要特别提醒，酒足饭饱后喝茶，不利于脂肪肝的预防。因为茶叶中含有的大量鞣酸能与食物中的蛋白质合成具有收敛性的鞣酸蛋白质，这种蛋白质能使肠道蠕动减慢，容易造成便秘，增加有毒物质对肝脏的毒害作用，从而引起或加重脂肪肝。

 不宜吃过多水果

对于肥胖性脂肪肝患者来说，吃水果多多益善吗？新鲜水果富含水分、维生素、纤维素和矿物质，经常食用无疑有益于健康。然而，水果的保健作用并非越多越好。因为水果含有一定的糖类，长期过多进食可导致血糖、血脂升高，甚至诱发肥胖。因此肥胖、糖尿病、高脂血症和脂肪肝患者不宜过量吃水果。脂肪肝患者应时刻考虑膳食热量过剩可能对健康带来的危害，应尽可能选用苹果、梨等含糖量低的水果，且量不能太多，必要时以萝卜、黄瓜、

西红柿等蔬菜代替水果；尽量在餐前或两餐之间饥饿时进食水果，以减少正餐进食量。

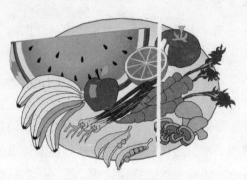

食物治疗脂肪肝最有效

现代医学研究证明，人体如缺乏某些食物成分，就会导致疾病，如钙质不足会引起佝偻病，维生素缺乏会产生夜盲症、脚气病、口腔炎、坏血病、软骨病等，而通过食物的全面配合，便可预防上述疾病的发生。再如海带、黄鳝、鱼类、牡蛎、蛤蜊、田螺等水产品可以降低血清三酰甘油和胆固醇水平，促进肝内脂肪沉积消退。因此脂肪肝患者经常食用海鱼、海带、紫菜，可降低血脂，从而有利于预防和治疗动脉粥样硬化、冠心病和脂肪肝。医食同源理论与实践的印证说明，食物对人体不但有营养作用，而且具

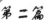

有防病治病的作用。所以脂肪肝患者在日常生活中食用对脂肪肝有治疗作用的食物，不仅可起到治疗疾病的作用，而且对健康也有促进作用。有脂肪肝的人不妨在日常生活中经常食用以下食物。

山楂——抗脂肪肝的佳果

现代中医药学研究证实，山楂有防治脂肪肝的作用，并对防治动脉粥样硬化有重要作用。动物药理研究发现，动脉粥样硬化兔口服山楂提取物和醇浸膏 0.5 毫克 / 千克体重，能使血中卵磷脂比例提高、胆固醇和脂质在器官上的沉积降低。口服南山楂粉有降低实验性高脂血症兔的血清总胆固醇和 β－脂蛋白的作用；血清 β－脂蛋白的降低值亦类似。15%、30% 的山楂浸膏对乳幼大白鼠有降脂作用，其中 30% 的山楂浸膏最为显著。研究人员还发现，山楂核醇提取物能显著降低鹌鹑血清总胆固醇 33.7 %~62.8%，特别是低密度脂蛋白－胆固醇（LDL－胆固醇）和极低密度脂蛋白－胆固醇（VLDL－胆固醇）降低幅度为 34.4%~65.6 %，并能减少胆固醇及胆固醇酯在动脉壁的沉积，其作用随剂量的增加而增加。

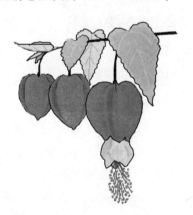

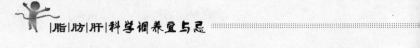

具体治疗脂肪肝时，山楂的食用方法为：新鲜山楂果500克。将山楂果洗净，晾干，切成两半备用。随意嚼服。此法具有活血化瘀、消脂通络的功效。主治各种类型的脂肪肝。

窝心提示

山楂虽是佳果良药，但不宜过多食用。《随息居饮食谱》中记载："多食耗气，损齿，易饥，空腹及羸弱人或虚病后忌之。"此外，下列几种人群不宜多食山楂：①孕妇，山楂有破血散瘀作用，能加速子宫的收缩，孕妇过食山楂易导致流产；②儿童，小儿脾胃较弱，过食山楂会损伤胃，降低消化功能，导致消化不良而引起消瘦等症；③胃溃疡患者，胃中经常保持较高的酸度，多食会损伤胃黏膜，不利于溃疡的修复；④血脂过低者，因为山楂具有防治脂肪肝的作用，血脂过低的人多食山楂会影响健康；⑤服用人参等补品时不宜吃山楂及其制品，以防止其抵消人参的补气作用。

宜常适量吃柑橘

国外科研人员发现，多吃柑橘可预防脂肪肝和动脉硬化。柑橘中含有丰富的类胡萝卜素。调查发现，类胡萝卜素在人体血液中浓度越高，人的肝功能越正常，患动脉硬化的危险就越低。在日本，男性饮酒的情况非常普遍，而

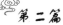

众所周知，过度饮酒会导致脂肪肝和肝硬化等疾病。专家专门对每天摄入 25 克乙醇（也就是 640 毫升以上啤酒）的日本男性进行了调查，结果发现，每天吃 1 个以下柑橘的人，比每天吃 3~4 个柑橘的人，患酒精肝的概率要高出将近一倍。专家认为，这主要是因为脂肪肝、酒精性脂肪肝以及肝硬化等患者体内血清中的抗氧化能力降低，而柑橘中丰富的类胡萝卜素和维生素可提高抗氧化能力，对保护肝脏有益。

宜常适量喝牛奶

许多脂肪肝患者担心喝了牛奶会增加血中胆固醇含量，其实这是没有科学根据的。近年来医学家们认为，牛奶本身虽含有一定的胆固醇，但又含有能降低胆固醇的物质，而且这种物质远远超过由牛奶本身所带入人体内的胆固醇量。这种物质被摄入体内，便能有效地抑制胆固醇生物合成。医学家们还发现，一个长期饮用牛奶的人，其胆固醇含量比一般的患者少 50%。医学流行病学专家做过这样的调查，非洲的马西族人，尽管他们每人每天要喝一定量的全脂牛奶，但他们的血胆固醇含量却不高，冠心病的发病率也很低。专家们有意识地给一些健康人每日喝 1 袋牛奶，过一段时间后血中胆固醇含量显著下降，且一直维持在较低的水平。而且牛奶中含有较多的钙，也可减少人体对胆固醇的吸收。由此看来，对患有脂肪肝、高血压病和冠心病的患者来说，每日适量喝牛奶是有益健康的。需要指出的是，有的人喝牛奶后会出现腹泻症状，对于此类人群，食疗专家建议改为每日喝酸牛奶，既可起到降低胆固醇的作用，又能避免腹泻的发生。

爱心提示

近年来，科学家们研究发现，酸奶中还含有一种特殊的"牛奶因子"，它与奶中的钙离子一起，可防止人体对胆固醇的吸收。也有资料报道，这种"牛奶因子"本身可吸收血液中已经蓄存的胆固醇。经过志愿受试者每日喝 700 毫升酸奶试验，1 周后其血清中胆固醇下降 5%~10%。这一信息对于脂肪肝、动脉粥样硬化症、冠心病、高血压病等患者来说，无疑是一个福音。

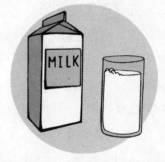

宜常适量吃玉米

现代医学研究证实，玉米不仅有较好的降血糖、降血压作用，还有较好的防治脂肪肝的效果。玉米主要含复合糖类，流行病学调查资料表明，以复合糖类为主食的国家或地区，居民平均血中胆固醇含量和冠心病发病率均较低。

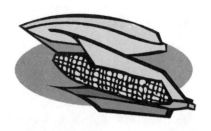

这可能与玉米等谷类中含有较高的膳食纤维有关。临床研究还表明，日常饮食中用复合糖类（玉米等谷类）代替简单糖类，可使脂肪肝患者的三酰甘油含量降低。但需要说明的是在运用玉米防治脂肪肝的过程中，有以下四点应引起重视。

（1）玉米有很高的营养保健价值，但也缺乏人体必需的某些氨基酸，如赖氨酸等，因此，不宜长期单独服食，建议将玉米与粟米、麦类以及大豆类混食。

（2）食用玉米时要煮熟、蒸透，尤其是中老年人更应以吃酥烂玉米食品为宜，最好将玉米研磨成细粉煮玉米粥，或制成玉米饼等糕点服食。研究发现，将玉米粉、大豆粉、小麦粉以各 1/3 比例配制成混合食品，其营养保健价值可提高 8 倍。

（3）防治脂肪肝等"富贵病"是一项长期的医疗保健任务，因此，运用玉米等食疗法应坚持适量服食，并要持之以恒。

（4）玉米受潮后容易发霉，霉变的玉米及玉米粉中杂染有黄曲霉菌，它能产生黄曲霉毒素，具有很强的致癌风险。

因此，勿食发霉变质的玉米或玉米粉。另外，吃爆米花害多益少，生活中应尽量少吃。

常用的调养脂肪肝的玉米方为：用鲜嫩玉米棒250克，洗净，放入沙锅，加足量水（以淹没玉米棒再高出2厘米为度），大火煮沸后改用小火煨煮1小时，待玉米棒用竹筷触之即凹陷（已酥烂）即成，勿弃汤汁，早晚分服。嚼食"珍珠米"，喝玉米汤汁；若玉米棒的棒心偏嫩，则可同时嚼入口中咀嚼，渣吐出，液汁咽下。此方具有健脾调中、补虚降脂的功效，可以主治各种类型的脂肪肝。

宜常适量吃黄豆

现代医学研究表明，黄豆及黄豆制品均有降低血中胆固醇的作用。如果用黄豆蛋白代替动物蛋白（每周应用三餐），可使血液中的胆固醇含量稳定在正常范围。这是因为黄豆所含的脂肪酸为不饱和双烯脂肪酸及亚油酸，占所含脂肪的55%以上；黄豆还含有大量的植物固醇，可以起到抑制机体吸收动物食品所含胆固醇的作用，协同不饱和脂肪酸与体内胆固醇结合转变为液态，随尿排出体外，从而降低血中胆固醇的含量，有助于脂肪肝、高血压病、动脉粥样硬化症患者的康复。具体食用方法为：将黄豆煨煮至酥烂，每日服食2次，每次25~30克，缓慢咀嚼后咽下。用黄豆及豆浆、豆腐脑、豆腐、腐竹等豆制品制作的美味食品及药膳佳肴，同样具有良好的防治脂肪肝、降压及健身、

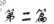

美容、益寿作用。对中老年人来说，运用黄豆制品防治脂肪肝，最好的选择是长期适量喝豆浆、豆奶等。

爱心提示

家庭在自制豆浆时，请勿随意丢弃豆渣，因为豆渣不仅含有丰富的、容易被吸收的钙，对老年人减缓骨质疏松，防止动脉粥样硬化有好处，而且豆渣含热量低，含膳食纤维多，在肠道具有吸附胆固醇的作用并使其转变为粪便排出。另外，豆渣食后有饱腹感，对脂肪肝、肥胖症、糖尿病以及心脑血管病症患者来说，是较理想的辅助食疗剂。为了使豆渣食之有味，可以将豆渣和入燕麦粉中，制成豆渣燕麦饼，松软可口。在食用黄豆及其黄豆制品时，要注意适量有度。

宜常适量吃灵芝

灵芝在防治脂肪肝中疗效显著，尤其对急性脂肪肝疗效较高，而对某些慢性脂肪肝患者，除症状、体征有明显改善外，还可促使肝功能恢复到一定程度。灵芝含有多种氨基酸、维生素，比西药治疗更有优越性。灵芝还有明显的免疫增强作用，灵芝提取液按每千克体重0.1克剂量注射于小白鼠时，癌细胞抑制率高达96.5%。药理学实验表明，灵芝对升高白细胞的作用极强，因而对各种化疗、方疗所致的白细胞减少症大有裨益。日常生活中，脂肪肝患者及免疫力低下的中老年人，不妨服用灵芝煲乌龟，只要运用得当，一般都可收到明显的效果。

防治脂肪肝的灵芝汤的做法为：乌龟1只，灵芝30克，红枣10枚。做法：先将乌龟放锅内，清水煮沸，捞出，去内脏，切块略炒，然后与去核红枣、灵芝以瓦锅煲汤。食时调味，饮汤吃肉，此汤尚有降低胆固醇的效果。另外还可服用灵芝甘草汤：灵芝10克，甘草8克，水煎服。对脂肪肝有较好的效果。

宜常适量吃绿豆

绿豆又叫青小豆，被人们称为消暑解毒的良药。由于它营养丰富，用途广泛，被李时珍盛赞为"济世良谷""食中要物""菜中佳品"，自古以来被作为药用食材而备受重视。民间有多种食用绿豆的方法，它既可做豆粥、豆饭、豆酒；也可磨成面，澄滤取粉，做馅制糕、制作粉皮等；亦可以水浸生芽做菜，其食用价值堪称谷豆中的佼佼者。

绿豆中含有一种球蛋白，能促进人体内胆固醇在肝脏中分解成胆酸，加速胆汁中胆盐排出和降低小肠对胆固醇的吸收。绿豆中的多糖成分能增强血清脂蛋白酶的活性，使脂蛋白中三酰甘油水解，达到防治脂肪肝的作用。在运用绿豆防治脂肪肝时，应注意不要去绿豆外皮（俗称"绿

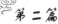

豆衣"），包括煮食和制绿豆粉时。

宜常适量吃燕麦

食疗专家指出，几块钱一袋的燕麦片，不但能让人们在早餐时果腹，还可有效减低患上心脏病的概率。也就是说，在人们与心血管疾病作斗争的时候，燕麦片是最便宜且随手可得的"武器"。这是因为燕麦含有丰富的蛋白质、维生素，且富含亚油酸、燕麦胶和可溶性纤维，更为重要的是常食燕麦片可降低血液中的胆固醇，起到防治脂肪肝的作用。

食疗专家还研究发现，一杯半煮熟的燕麦片就能提供人体每天所需的水溶性纤维，从而拥有抗御脂肪肝和冠心病的"战斗力"。如果30天内每天都吃一碗燕麦片，人体内胆固醇的异常状况绝大多数会得到纠正，且原本血液中胆固醇含量越高的人，下降的程度越大。另外，现代药理实验也表明，燕麦具有很好的防治脂肪肝和抗脂肪肝作用。有学者报道，给家兔喂高脂饲料时加燕麦粉，能明显抑制家兔血脂升高，明显减轻肝脏脂质沉积。人和大鼠服食燕麦后，其肝脏三酰甘油和胆固醇的含量平均分别下降36.9%和13%，其防治脂肪肝的作用可能与所含不饱和亚油酸有关。由此可见，对脂肪肝及对脂肪肝伴有糖尿病、冠心病的患者来说，经常适量地以燕麦代替主食的一部分，大有裨益。

宜常适量吃鱼

鱼是能防治脂肪肝的最佳食物之一。鱼类以低脂肪、低胆固醇、高蛋白、高营养而深受人们喜欢，它富含二十碳五烯酸、二十二碳六烯酸、多种维生素和不饱和脂肪酸。鱼油中的氨基酸以及鱼体内丰富的核酸，有促进大脑发育、开发智力、提高人体免疫机能和防病能力等作用。随着人们对鱼类营养成分的了解，鱼类的食用价值和药用价值逐渐被认识，而这些作用都与鱼类是低脂肪食品有关。鱼类脂肪含量在 1%~10% 之间，大部分鱼只含有 1%~3% 的脂肪，如大黄鱼、小黄鱼、胖头鱼等；有些鱼如草鱼、鲤鱼、带鱼、平鱼脂肪含量在 5%~8%。由于鱼类脂肪含量少，供热低，所以是高蛋白、低热量的食物，是比家禽、家畜都要健康的动物性食物。因而食疗专家强调脂肪肝患者宜多吃鱼。

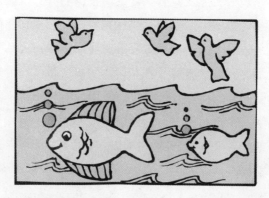

宜常适量吃蘑菇

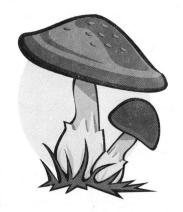

蘑菇在生物学中的科学名称叫大型真菌，和人类的关系非常密切，不仅具有重要的经济价值，而且具有食用和药用价值。

蘑菇中膳食纤维含量相当高，尤其是纯天然的木质素成分占有相当比例，不仅可防治脂肪肝，同时兼有降压以及减肥等特殊作用。据有关资料报道，研究人员让脂肪肝患者食用鲜蘑菇 90 克或干蘑菇 9 克，连续服食 7 天，结果血清中的胆固醇值平均下降 6%~12%。所以，现代营养、食疗专家认为，蘑菇是脂肪肝患者膳食中的佳品。但需要指出的是蘑菇不可一次过量食用，腐烂变质的蘑菇更不宜食用，否则会引起恶心、呕吐、腹痛、腹泻等。生活在山区、丛林周边的人们，在采摘野生蕈类食物时必须谨慎分辨是否有毒。

防治脂肪肝的菜肴做法：鲜蘑菇 150 克，冬瓜 350 克，精盐、生姜汁、湿淀粉、鸡油、鲜汤各适量。将冬瓜洗净去皮、籽，切成片。鲜蘑菇洗净，切成厚片。炒锅上火，放入鲜汤、鲜蘑菇片、冬瓜片，用旺火烧沸，撇去浮沫，投入生姜汁、精盐，改用小火烧至冬瓜片、蘑菇片熟透入味，用湿淀粉勾芡，淋入鸡油，拌匀即成。当菜佐餐，随意食用。具有清肝化湿、减肥降脂的功效，主治肝经湿热型脂肪肝。

宜常适量吃黑木耳

黑木耳生于桑、槐、柳、楠、楮等朽树上，淡褐色，形似人耳，故俗谓黑木耳，黑木耳色泽黑褐，质地柔软，味道鲜美，营养丰富，可素可荤，为中国菜肴大添风采。在治疗脂肪肝的食物中，一些食疗专家特别推崇黑木耳，这是因为黑木耳所含膳食纤维量较高，脂肪肝患者每日摄入一定量的黑木耳，不仅可有效降低血脂含量，而且还可促进肠胃蠕动，将体内过高的胆固醇及时排出体外，有洗涤胃肠、防治便秘的作用。同时黑木耳含丰富的维生素，对脂肪肝合并高血压病以及脂肪肝合并冠心病等具有一定的积极治疗作用。

黑木耳除具有防治脂肪肝的作用外，还有凉血止血、益气补虚、滋阴润肺、补脑强身、和血美容的功效，为滋补性营养强壮食品，并可防治缺铁性贫血，对胆结石、肾结石等也有比较显著的化解功能。黑木耳还能减少血液凝块，预防血栓等病的发生，有防治动脉粥样硬化的作用。黑木耳含有抗肿瘤活性物质，能增强机体免疫力，经常食用可防癌抗癌。另外黑木耳还对月经过多、大便出血、崩中漏下、痔疮出血、高血压、血管硬化、便秘等疾病有防治效果。

宜常适量吃海带

海带又名海草、昆布，是海岸植物中个体较大、质柔味美、营养价值和经济价值较高的一种海藻。海带中含有糖类、褐藻酸、甘露醇等，是一种经济价值很高的工业原料。过去人们只是认为海带含碘量高，对因缺碘而致的甲状腺肿及克汀病有效，而目前已发现海带还含有不少其他特殊的营养和药用价值。

有资料报道，海带中所含的海带素、褐藻淀粉和昆布素多糖等，具有很好的防治脂肪肝和抗凝血作用，已被用于临床治疗脂肪肝，取得了一定的效果。现代食疗专家也认为，脂肪肝患者只要经常在膳食中掺入一些海带，就会使脂肪在体内的蓄积趋向于皮下和肌肉组织，少在肝脏、心脏、血管、肠黏膜上积存；同时，血液中的胆固醇含量会显著降低。由此可见，脂肪肝患者多吃些海带食物大有好处。

宜常适量吃紫菜

紫菜含蛋白质、脂肪、糖类、钙、磷、铁、锌、碘、锰、氨基酸、藻红蛋白、磷脂、烟酸、有机酸、挥发油及维生素 A、维生素 B_1、维生素 B_2 等，其中有些成分是陆生蔬菜所没有的。近几年来，世界上许多国家都开展对紫菜的食用研究，发现经常吃紫菜可使体液保持弱碱性，对脂肪肝、高血压病、糖尿病、癌症等多种疾病有辅助治疗作用。最为常用的食疗方法是紫菜海带汤。

民间防治脂肪肝的紫菜菜肴的做法为：紫菜10克，海带20克，冬瓜皮30克，西瓜皮50克，盐少许。将紫菜、海带、冬瓜皮、西瓜皮同放一锅中，加清水适量，煮熟后加适量盐，盛入碗中或汤盆中即成。建议脂肪肝患者不妨将紫菜海带汤当成生活中的佐餐。

宜常适量吃螺旋藻

据报道，国外有学者对多名高胆固醇、高三酰甘油的男性做临床观察，在食用螺旋藻8个星期后，其血清胆固醇、三酰甘油含量均有所降低，而且皮下多余的脂肪也有所减少。此项观察是在保持原有饮食状况下进行的。研究人员还发现螺旋藻制剂能抑制血中胆固醇上升，促使高密度脂蛋白胆固醇上升，而抑制低密度脂蛋白胆固醇上升，最终抑制血液中胆固醇上升。所以食疗专家建议，脂肪肝患者宜常适量吃螺旋藻，以预防和治疗脂肪肝。

宜常适量吃香菇

香菇含有丰富的膳食纤维，不仅能促进肠胃蠕动，而且可减少肠道对胆固醇的吸收，还可防治便秘，对于中老年人来说，是绝妙的保健佳品。同时，香菇中还含有香菇嘌呤等核酸类物质，对胆固醇有溶解作用，可有效地促使体内过多的胆固醇溶解并排出体外，防止动脉壁脂质沉积和动脉粥样硬化斑块的形成。据研究，香菇中个别成分的降胆固醇作用比某些防治脂肪肝药物的作用还要强。有人在此方面也做过临床实验，让脂肪肝患者以及伴有动脉粥样硬化症、糖尿病、高血压病患者连服这种香菇的有效成分 130~150 毫克／天，15 周后其三酰甘油、磷脂、脂质及非酯化脂肪酸均有所下降；停食香菇提取物后血中脂质稍有上升，再服用香菇提取物一段时间后又可下降，且对肝功能无任何影响。所以提倡脂肪肝患者生活中常食适量香菇。

民间还有用嚼食香菇治疗脂肪肝的方法：干香菇（中等大小）4 枚，将干香菇用开水浸泡 10 分钟，洗净，晾干备用。每天分 2 次嚼食。具有补气健脾、和胃益肾、降脂抗癌的功效。此法主治脾气虚弱型脂肪肝。

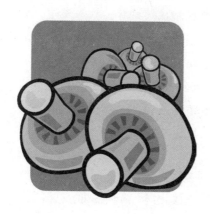

宜常适量吃洋葱

洋葱是日常生活中的一种主要蔬菜，其食用方法较多，可以做汤、炒食、炖食，还可以用于烤、炸、熏、蒸或生吃，更为重要的是洋葱还是一种药用食物。洋葱的药用，其中一条在于它有防治脂肪肝的作用。现代药理研究证实，洋葱中含有洋葱精油，可降低脂肪肝患者体内过高的胆固醇，提高脂肪肝患者体内纤维蛋白溶酶的活性，对改善动脉粥样硬化很有益处。甚至有临床试验证实，洋葱防治脂肪肝的效果优于某些药物。而且洋葱中还含有降血糖的成分，经常食用，不仅可防治脂肪肝、降血压，还可降血糖，对于脂肪肝患者合并高血压、糖尿病者十分有益。

民间用于防治脂肪肝的洋葱菜肴做法为：洋葱250克，面粉、精盐、味精、植物油各适量。将洋葱除去外皮，洗净后整个洋葱横切成圆盘状，放入碗中，撒入精盐、面粉拌匀，待用。锅置火上，加植物油，中火烧至四成热，下洋葱片炸数分钟，炸至将熟时改用大火稍炸，捞出控净油，拌入精盐、味精等调料，盛入碗中即成。佐餐当菜，随意服食，当日吃完。具有活血化痰，降脂降压的功效。主治痰瘀交阻型脂肪肝。

🌳 宜常喝绿茶

绿茶具有生津止渴，清热解毒，祛湿利尿，消食止泻，清心提神的功能。急性期脂肪肝患者，特别是黄疸性脂肪肝，多以湿热为主，可饮绿茶，以达到清热利湿的治疗作用。

人们通过对绿茶进行分析，发现绿茶所含化学成分近

400种，其中主要有茶多酚类
（茶单宁）、脂肪、食物纤维、
碳水化合物、蛋白质、多种氨
基酸、多种维生素以及多种微
量元素等，还含丰富的叶酸。
茶多酚是从绿茶提取的多酚类
物质，作为天然抗氧化物质，

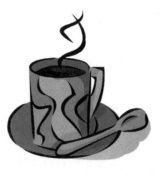

它引起了国内外学者的重视。医学专家利用实验动物模型，
采用生理学和肝组织病理学等研究方法进行观察。结果表
明，对阻塞性黄疸肝脏过氧化损伤的实验动物给予茶多酚，
可降低动物体内过氧化物水平，维持机体自身抗氧化防御
系统功能，从而达到保护肝功能的作用，为阻塞性黄疸肝
脏损伤恢复起到了有益作用。临床的初步观察结果也表明，
过氧化物增加与肝功能损伤有关，茶多酚通过降低过氧化
物，可促进肝功能的恢复。因此，它对于脂肪肝的肝功能
受损亦有一定的改善作用。

🌳 宜常适量吃芹菜

　　芹菜原产于地中海沿岸。我国栽培芹菜，据说已有两
千多年的历史。芹菜有唐芹和西芹两种，北方人常吃的是
唐芹，南方人常吃西芹。芹菜的特点是株肥、脆嫩、渣少，
是日常蔬菜之一，既可热炒，又能凉拌，深受人们喜爱。
近年来诸多研究表明，芹菜还是一种具有很好药用价值的蔬菜。它具有降低血清胆固醇的作用，并可治疗脂肪肝、高血压病。

民间防治脂肪肝的芹菜菜肴的做法为：芹菜300克，豆腐干100克，精盐、酱油、味精、白糖、生姜丝、麻油各适量。将芹菜洗净后切成4厘米长，豆腐干切成丝。炒锅上旺火，加水烧沸，放入芹菜段和豆腐干丝，至芹菜段断生时捞出，放凉水中过凉，控水后放碗中，加入精盐、酱油、味精、白糖、生姜丝、麻油，调拌均匀后装盘即成。此菜具有清肝化湿，调和脾胃，润肺止咳的功效。主治肝经湿热型脂肪肝。

宜常适量吃大蒜

大蒜是烹饪中不可缺少的调味品，南北风味的菜肴都离不开大蒜。据记载，历史上最早食蒜成癖的人是4500年前的古巴比伦国王。据史料记载，这位国王曾经下令臣民向王宫进贡大蒜，以满足其饮食之乐。中国人食用大蒜的

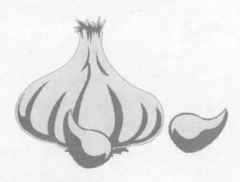

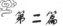

年代较晚，大约是汉朝张骞出使西域后才引进的。

大蒜既可调味，又能防病健身，被人们称誉为"天然抗生素"；而且人们还发现大蒜及其大蒜制剂能降低总胆固醇和三酰甘油水平，是防治动脉粥样硬化的重要药食佳品。现代医学研究发现，每日服食相当于 50 克大蒜的新鲜蒜汁或大蒜精油，能防止饮食所引起的血浆胆固醇水平的升高。国内研究还表明，人工合成的大蒜素也有降低胆固醇和三酰甘油的作用，还能延缓动脉粥样硬化的发生和发展。

需要指出的是发了芽的大蒜食疗效果不大；腌制大蒜不宜时间过长，以免破坏有效成分；大蒜素怕热，遇热后很快分解，其杀菌作用降低。因此，预防和治疗感染性疾病应该生食大蒜。大蒜能使胃酸分泌增多，所含辣素有刺激作用，有胃肠道疾病特别是有胃、十二指肠溃疡的人不宜吃大蒜。过量食用大蒜还会影响视力。特别需要注意，若过量食用大蒜，可造成肝功能障碍，引起肝病加重，故脂肪肝患者要适量食用。

民间大蒜防治脂肪肝具体食用方法为：大蒜头 500 克，红糖 300 克，米醋 400 毫升。将大蒜头洗净，沥水后放入大口瓶内，加红糖拌和，兑入米醋，加盖，摇动大口瓶，每日摇动 1~2 次，浸泡 10 天即可食用。每日 2 次，每次连皮嚼 1 个蒜头（6~7 瓣）。具有化积降浊，降脂降压，强身防癌的功效。主治各种类型的脂肪肝。

🌳 宜常适量吃苹果

去年，刘某在公务员考试体检中查出有轻度脂肪肝。经过半年的调养后去医院做了B超检查，发现还是有些脂肪肝。医生对刘某说，曾有医学文献记载，一个患有重度脂肪肝的患者，经过长期治疗但是效果并不理想，后来这个人突然对苹果消除脂肪肝产生了兴趣，在一段时间内坚持吃苹果，不久去医院检查，脂肪肝出现了明显的好转。刘某听了后，心中多少还是有点疑惑，不知吃苹果到底能不能治疗脂肪肝。

实际上苹果是脂肪肝患者首选的水果。有谚语说："一天一苹果，医生远离我。"这也从一个侧面反映出苹果的营养价值和医疗价值。所以苹果被越来越多的人称为"大夫第一药"。之所以如此，一是因为苹果含有充足的纤维素，可用以补充肠道容量，降低致癌物质的浓度，促进其排泄。另外苹果含有大量果胶，能防止胆固醇增高。二是因为苹果中富含多糖果酸及类黄酮、钾及维生素E、维生素C等营养成分，可使积于体内的脂肪氧化，避免身体过于发胖。

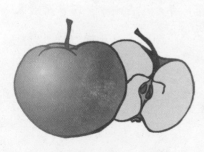

三是因为苹果能提高肝脏的解毒能力，降低血胆固醇和血脂含量，减缓老人动脉硬化过程，有效地预防脂肪肝、冠心病。

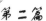

果蔬汁调养脂肪肝的方法

　　果蔬汁主要含碳水化合物、矿物质、维生素等营养成分。绿色果蔬汁具有不含防腐剂及食用色素等食品添加剂的特点，有原果蔬汁、浓缩果蔬汁、果蔬汁糖浆等多种，是理想的保健饮品。不少果蔬食物本身就具有抗污染、清血液、排毒素、预防与治疗脂肪肝的作用。这是因为富含纤维素或叶绿素的食物具有解毒功能，多吃有助于消除体内累积的毒性物质。果蔬汁的制法很简单，将果蔬洗净切成小片，按处方所述的工艺或将果蔬放入榨汁机中搅拌即可，饮用时用白糖或蜂蜜调味。

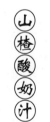

山楂酸奶汁

【配料】酸牛奶1瓶（约100毫升），山楂35克。

【制法】（1）将山楂洗净，切碎，放入沙锅，加水500毫升。

　　　　（2）大火煮沸，改用小火煨煮30分钟，用洁净纱布过滤，去渣，留汁，调入酸牛奶，用小火煨煮至沸即成。

【用法】每日2次，早晚分服。

【功效】消食积，化瘀血，降血脂。适用于气滞血瘀型脂肪肝。

【配料】白萝卜1 000克。

【制法】将白萝卜放入清水中，浸泡片刻后反复洗净其外表皮，用温开水冲洗后连皮切成小丁块状，放入家用搅拌机中，压榨取汁即成。

【用法】每日2次，早晚分服。

【功效】理气消脂，顺气消食。适用于各种类型的脂肪肝。

萝卜消脂汁

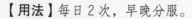

爱心提示

　　萝卜又名莱菔、罗服，它既可用于制作菜肴，也可当作水果生吃，味道鲜美；还可腌制泡菜、酱菜。萝卜营养丰富，有很好的食用、医疗价值。俗语说"常吃萝卜菜，啥病也不害""常吃萝卜喝热茶，不用大夫到自家""冬吃萝卜夏吃姜，一年四季保安康"，可见萝卜对人体有极为重要的保健作用。有资料还报道，吃萝卜能促进胆汁分泌，有利于脂肪的消化，可避免脂肪在皮下堆积，具有明显的消脂、减肥作用；而且萝卜还有降低血胆固醇，预防高血压病和冠心病的作用。因此，对于有脂肪肝及脂肪肝伴有高血压、冠心病、糖尿病的中老年人来说，经常服食萝卜汁及以萝卜配伍制作的食疗、药膳食品大有裨益。

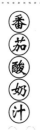

【配料】番茄 150 克，酸牛奶 250 毫升。

【制法】（1）将番茄外表皮用温水浸泡片刻，反复洗净，连皮切碎。

（2）放入果汁搅拌机中快速捣搅 1 分钟，加酸牛奶拌匀，番茄酸奶汁即成。

【用法】每日 2 次，早晚分服。

【功效】补虚消脂。适用于各种类型的脂肪肝。

【配料】酸牛奶 100 毫升，糖醋大蒜头 1 个，蜂蜜 10 毫升。

【制法】将糖醋大蒜瓣瓣，去膜，剁成糊状，与酸牛奶、蜂蜜充分混合均匀即成。

【用法】每日 2 次，早晚分服。

【功效】散瘀消脂。适用于各种类型的脂肪肝。

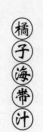

【配料】橘子1个，海带10克，麻油3克。

【制法】（1）将海带洗净，再划上几刀浸入100克凉开水中。

（2）橘子去皮放入搅拌机中搅碎榨汁，然后加入麻油、海带及浸泡海带的水，再搅成匀浆，即可饮用。

【用法】每日2次，早晚分服。

【功效】理气解郁，化痰消脂。适用于肝郁气滞型脂肪肝。

【配料】新鲜芹菜（包括根、茎、叶）500克。

【制法】将新鲜芹菜洗净，晾干，放入沸水烫泡3分钟，切细后捣烂，取汁即成。

【用法】每日2次，早晚分服。

【功效】降压，利湿，祛脂。适用于肝经湿热型脂肪肝。

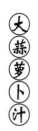

【配料】生大蒜头60克，生萝卜120克。

【制法】（1）先将生大蒜头剥去外皮，再将大蒜瓣洗净，切碎，剁成大蒜糜汁，备用。

（2）将生萝卜洗净，连皮切碎，放入家用果汁搅拌机中搅压取汁，用洁净纱布过滤后，将萝卜汁与大蒜汁充分拌和均匀，也可加少许红糖调味即成。

【用法】每日2次，早晚分服。

【功效】杀菌消脂。适用于肝经湿热型脂肪肝。

【配料】苹果150克，萝卜叶20克，胡萝卜80克。

【制法】（1）将胡萝卜洗净切片，苹果洗净，去皮、核后切成小块。

（2）胡萝卜叶洗净切成碎末，一同放入搅拌机中，搅打10分钟后倒入杯中即可饮用。

【用法】每日2次，早晚分服。

【功效】补血，安神，消脂。适用于各种类型的脂肪肝。

苹果芹菜汁

【配料】苹果1个，芹菜60克，红萝卜1个，柠檬1/4个。

【制法】将红萝卜洗净，苹果洗净后去皮、除核，均切成片，与洗净的芹菜一同放入家用电动粉碎机中搅碎，再放入柠檬搅匀即成。

【用法】每日2次，早晚分服。

【功效】补血，降压，消脂。适用于各种类型的脂肪肝。

【配料】苹果1个，酸牛奶200毫升，蜂蜜20克。

【制法】（1）将苹果外表皮反复洗净，连皮切碎，放入家用捣搅机中，搅打1分钟。

（2）收取苹果汁，与酸牛奶、蜂蜜充分混合均匀即成。

【用法】每日2次，早晚分服。

【功效】补虚消脂。适用于各种类型的脂肪肝。

苹果酸奶汁

毛豆红糖汁

【配料】毛豆100克，红糖30克。

【制法】（1）将新鲜毛豆洗净，加250毫升煮开过的清水，用搅拌机打碎，约2分钟后即成汁状。

（2）将300毫升清水注入锅中，用大火煮沸，倒入豆汁继续用大火烧煮沸；然后用洁净纱布过滤，在滤液中加红糖，用小火煮沸5分钟，离火；待凉后放冰箱备用。

【用法】每日2次，早晚分服。

【功效】健脾活血，降低血脂。适用于脾气虚弱型脂肪肝。

胚芽红糖汁

【配料】豆浆200毫升，红糖20克，小麦胚芽45克。

【制法】（1）将豆浆煮沸后冷却，备用。

（2）将红糖置于容器中，加少许豆浆混合均匀，再加入小麦胚芽，搅匀后倒入剩余的豆浆，混合均匀，以大火煮沸即成。

【用法】每日2次，早晚分服。

【功效】健脾，活血，消脂。适用于脾气虚弱型脂肪肝。

脂肪肝患者应忌吃的食物

脂肪肝患者选择食品时，要根据自身的体质、年龄、季节及病情症状、临床应用反应，以及经济条件和客观条件，加以调配。慢性脂肪肝患者会出现各种症状，可在辨证论治的前提下选用不同食谱。至于如何选择得更精确，应尽可能地征求营养师的指点，从而达到药疗与食疗相得益彰的目的。

忌过量吃蛋黄

脂肪肝患者能吃蛋黄吗？这个问题恐怕是许多脂肪肝患者遇到的问题。虽然蛋黄含营养成分较多，但脂肪肝患者食用蛋黄不利于身体的康复。因为蛋黄中含有大量的胆固醇，而胆固醇需在肝脏内进行代谢。而患有脂肪肝的人一般多伴有肝功能异常，如果过量吃蛋黄，会增加肝脏的负担，不利于肝脏功能的恢复。因此，脂肪肝患者忌过量吃蛋黄。而蛋清中含有胆碱、蛋氨酸等，具有阻止脂肪在肝脏内堆积、贮存的作用，有利于肝功能的恢复，所以脂肪肝患者以食用蛋清为宜。

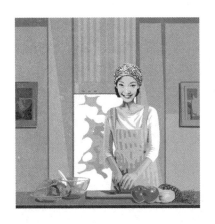

🌳 不宜多吃瘦肉

社会上广泛流传这样一种观点，认为肥肉脂肪中含有大量饱和脂肪酸，对人体有害，常食肥肉会使人发胖，会引发体内血清胆固醇值升高，从而引发脂肪肝、动脉粥样硬化、脑出血等疾病。因此，很多人只吃瘦肉，不吃肥肉。瘦肉脂肪中的饱和脂肪酸低于肥肉的含量是无疑的，但不能笼统地讲瘦肉都是低脂肪的。食疗专家对各种动物肉的脂肪进行测定，以100克重量为单位测量其脂肪含量：兔肉为0.4克，瘦牛肉为6.2克，瘦羊肉为13.6克，而瘦猪肉却高达28.8克。因此若把瘦猪肉作为日常膳食结构中主要的食物来源，同样会影响脂肪肝、动脉粥样硬化的治疗。

🌳 忌用鸡汤进补

许多体弱多病者或处于疾病恢复期的患者都习惯喝鸡

汤补身体，脂肪肝患者也不例外。但食疗专家提醒人们，脂肪肝患者若盲目以鸡汤进补，反而会加重病情。因为鸡汤中含有一定量的脂肪，患有脂肪肝的患者多喝鸡汤会促使血胆固醇进一步升高，可引起动脉硬化、冠状动脉粥样硬化等疾病。高血压病患者经常喝鸡汤，除引起动脉硬化外，还会使血压持续升高。鸡汤中还含有较多的嘌呤，会导致高尿酸血症，从而会引起痛风病。肾脏功能较差的患者也不宜多喝鸡汤，鸡汤内含有丰富的含氮浸出物，会增加肾的排泄负担。患有消化道溃疡的脂肪肝患者也不宜多喝鸡汤，鸡汤有较明显的刺激胃酸分泌的作用，对患有胃溃疡的人，会加重病情。

忌过量吃猪肝

猪肝是一种营养丰富的食物，也是大多数人所喜欢食用的食物。但为了避免猪肝对人体造成的不良影响，食疗专家提醒，猪肝虽好却也不宜多食。因为一个人每天从食物中摄取的胆固醇不应超过300毫克，而每100克新鲜猪肝中所含的胆固醇竟达400毫克以上，所以脂肪肝患者、高血压病和冠心病患者都应少食。另外由于肝内维生素A含量丰富，过量食用可引起维生素A中毒。

忌过量吃黄油

黄油是将牛奶中的稀奶油与脱脂乳分离后，使稀奶油成熟并经搅拌而成的。方法是对牛奶或稀奶油进行剧烈的搅动，使乳脂肪球的蛋白质膜发生破裂，乳脂肪便从小球中流出。失去了蛋白质的保护后，脂肪和水发生分离，它们慢慢上浮，聚集在一起，变为淡黄色。这时候，分离上层脂肪，加盐并压榨除去水分，便成为日常食用的黄油，也叫"白脱"。

黄油的主要成分是脂肪，其含量在 80% 左右，剩下的主要是水分，基本不含蛋白质。牛奶中的脂溶性营养成分都存在于乳脂肪当中，包括维生素 A、维生素 D、少量的维生素 K 和胡萝卜素等。但是，黄油中含有大量饱和脂肪酸和胆固醇，而钙的含量则比较低，营养价值要低于全脂牛奶和奶油。在食用方法上，黄油一般很少被直接食用，通常用于烹饪时的食物辅料。所以，想减肥和患有脂肪肝的人忌过量摄入。

忌吃动物内脏

大多数人有偏爱吃动物内脏的习惯，常认为"以脏养脏"，即所谓"吃什么补什么""吃脑补脑""吃肝补血""吃腰补肾"。然而，动物内脏（肝、肾、肚肠、脑等）大多属于高胆固醇食物，比其他食物的胆固醇含量高出好多倍。因此，为了避免摄入过多的胆固醇，高脂血者应严格限制进食动物内脏，脂肪肝伴有冠心病、高血压病、糖尿病的人更应少食。

不应绝对禁忌食用动物油

虽然脂肪肝患者要少吃动物油（如牛油、羊油等），但并非绝对禁止。比如少量食用猪油，对脂肪肝患者的健康也有一定的促进作用。因为猪油中含有一种叫花生四烯酸的物质，它能降低血脂水平，并可与亚油酸、亚麻酸合成具有多种重要生理功能的前列腺素。另外，猪油中还含有一种能延长寿命的物质叫 α－脂蛋白，它可以预防冠心病和心血管病，植物油中则没有这两种物质。所以食疗专家建议，大可不必完全忌讳动物油，只要食用适量同样有益于人的健康。生活炒菜时中也可将猪油与植物油混合用。总之，饮食切忌偏食，荤素合理搭配的均衡膳食才是科学的进食方式。

忌过量喝啤酒

啤酒素有"液体面包"之称，可使人获得丰富的维生素和酵母。尽管啤酒中酒精含量仅为 4%~12%，但其 90% 以上要经肝脏代谢、解毒。乙醇和乙酸代谢生成的乙醛，对肝细胞具有直接毒性，可导致肝细胞坏死或变性，同时也影响肝脏对蛋白质、糖原、脂质、胆红素、激素、药物等代谢的

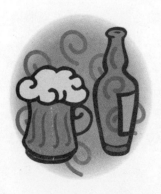

功能。患有脂肪肝、病毒性肝炎及处于肝炎恢复期的患者，肝功能刚刚恢复时，对乙醇代谢所需要的各种酶的活性还较低，分泌量也少。脂肪肝所致的肝炎治愈后，肝脏病理学恢复正常还需半年以上，因此，即使少量饮酒，也会使本来就有实质损害的肝脏受到伤害，从而导致疾病的复发和加重。所以，肝功能恢复正常的脂肪肝患者，应少饮或不饮啤酒。

 # 饮食疗法常用的降脂中药

食物是最好的药物。对于脂肪肝患者，我们需要经常在粥、酒、茶之中加入一些药物，制成既能治病，又能调养的药粥、药酒、药茶，那么什么样的药物最具有这方面的功效呢？动物实验及临床研究发现，许多单味中药制剂及其复方皆有不同程度的减肥降脂和防治脂肪肝的作用。常用的有如下几种。

（1）决明子：甘、苦、微寒，归肝、大肠经。功能为清热明目、润畅通便。药理试验表明有降压、降血脂、减肥、抑菌等作用。决明子为药食两用之品，民间炒后泡茶饮，有轻泻作用，可干扰脂肪与糖类的吸收，为防治脂肪肝最常用药物之一。

（2）荷叶：苦、涩、平，归心、肝、脾经。功能为清热利湿。不良反应小，尤宜于暑天减肥，可入汤剂或丸散或荷叶粥，适用于脾虚湿阻或肝热湿阻型脂肪肝患者。

（3）泽泻：肝、寒，归肾、膀胱经。利小便、清湿热、可减肥、降血脂、抗动脉粥样硬化和防治脂肪肝。适用于脂肪肝而有热湿阻滞者，对体虚或热象不明显者需与其他中药配伍，以拮抗其寒性。

（4）茯苓：甘、淡、平，归心、肺、脾、肾经。功能为利水消湿、健脾宁心。有利尿、防治肝细胞损伤、镇静和抗肿瘤等作用。脂肪肝伴有肥胖及有浮肿、尿少、脾虚及水湿停留和痰湿者均可用茯苓治疗。

（5）防己：苦、寒，归膀胱、肺经。功能为利水消肿、祛风止痛。适用于水湿浮肿伴脂肪肝的患者，尤其是老年期肥胖或妇女更年期肥胖伴高血压、脂肪肝、关节疼痛者。

（6）黄芪：甘、温，归肺、脾经。消除脂肪肝的方剂中常用黄芪，以作补气健脾利湿之用。尤其适合于中老年之脂肪肝患者合并有冠心病、糖尿病、肾脏病、肥胖者使用。

（7）何首乌：润肠通便、解毒消肿。因含蒽醌类物质，故具轻泻作用，能抑制脂肪与糖类在肠道的吸收，并促进其排泄，而起降脂减肥作用，适用于单纯性脂肪肝、大便偏干或便秘及身体较壮实者。

（8）其他：大黄、丹参、当归、川芎、生地、虎杖、防风、白术、山楂、海藻等中药，均有不同程度的减肥、降低血脂、促进肝内脂肪消退，甚至具有保护肝细胞、防治肝纤维化之功效。临床上，可根据中医辨证施治的原则

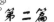

合理组方或选用单味成药,以减轻患者的症状,促进肝内脂肪消退,防治并发症。目前国内上市的许多减肥降脂药物、防治脂肪肝药物及保健品均含有上述一种或多种药物。

治疗脂肪肝的药茶治疗方

药茶疗法是指运用某些中药或具有药性的食品,经加工制成茶剂以及饮、汤、浆、汁等饮料,用于防治疾病的一种方法。药茶不同于一般的茶饮,需要根据患者的症状,依据药物的性能特点进行配方,并依据药茶的浸泡特点进行灵活操作。药茶应用于临床,使用方便,口味清甜,疗效可靠,具有既可治病又可养生之优点,深受患者欢迎。但需要注意的是,药茶不是万能的,也不是千篇一律的,应根据自己的身体情况和病情,慎重选用药茶方,用量要恰当。体质过差或病情严重者应遵医嘱,合理调整药茶处方。药茶冲泡或煎熬时间不宜过长,通常以 10~20 分钟为宜,若需长时间煎煮则应从医嘱。饮用药茶以温热为主,药茶一般不隔夜饮用。切忌煎好汤后隔数日服,以防药茶变质。药茶一般宜饭前服,使之充分吸收,但对胃肠道有刺激的药茶,宜饭后服,以减轻对胃肠的刺激。自己配制药茶时,必须选质量好的原料,霉变或不洁者禁用,并应遵照医嘱的配方制作。服有中药配伍的药茶期间,一般忌食生冷、油腻等不易消化或有特殊刺激性的食物。如热证忌食辛辣、油腻；寒证忌食生冷；头晕、失眠、烦躁易怒，不宜吃胡椒、辣椒、大蒜，不饮酒和浓茶；疮疡或皮肤病患者忌食鱼、虾等。现介绍几种能消除脂肪肝的药茶方，以供选用。

股蓝山楂茶

【配料】绞股蓝 15 克，生山楂 30 克。

【制法】将绞股蓝、生山楂分别洗净，切碎后同入沙锅，加水煎煮 25 分钟，过滤取汁即成。

【用法】代茶，频频饮用。

【功效】化痰导滞，活血消脂。适宜于痰瘀交阻型脂肪肝。

股蓝决明茶

【配料】绞股蓝 15 克，决明子 20 克，槐花 10 克。

【制法】将绞股蓝、决明子、槐花分别拣去杂质，绞股蓝切碎、决明子敲碎，与槐花同入沙锅，加水煎煮 25 分钟，过滤取汁，兑入少许蜂蜜，拌匀即成。

【用法】早晚分服。

【功效】益气补脾，清肝降浊，化痰消脂。适宜于痰瘀交阻型脂肪肝。

荷叶山楂茶

【**配料**】山楂20克，干荷叶30克，薏苡仁5克，陈皮5克。

【**制法**】将洗净的干荷叶、山楂、薏苡仁、陈皮研成碎末，再放入杯中，用沸水冲泡，加盖闷15分钟后即成。

【**用法**】代茶，频频饮用。

【**功效**】活血化痰，理气行水，消脂化浊。适宜于痰瘀交阻型脂肪肝。

荷叶葛花茶

【**配料**】荷叶半张，葛花10克。

【**制法**】将荷叶切成丝状，与葛花同入锅中，加水适量，煮沸10分钟，过滤取汁即成。

【**用法**】代茶，频频饮用。

【**功效**】解酒毒，降血脂。适宜于痰瘀交阻型脂肪肝。

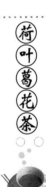

爱心提示

现代中药研究表明，荷叶有降血脂作用，对治疗脂肪肝、高脂血症、动脉粥样硬化、冠心病有较为明显的疗效。据报道，某医疗机构以荷叶煎剂治疗高脂血症235例，降血胆固醇有效率为55.8%~91.3%，平均下降1.01毫摩尔/升；三酰甘油平均下降0.86克/升；降低β-脂蛋白有效率79.1%，平均下降0.83毫摩尔/升。以荷叶制成的荷叶片，按每日3次，每次4片量服用，降胆固醇及三酰甘油的有效率分别为86.6%和83.4%，血胆固醇平均下降1.70毫摩尔/升，三酰甘油下降0.67毫摩尔/升。

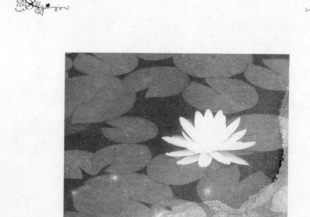

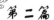

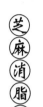

芝麻消脂茶

【配料】芝麻糊40克，绿茶12克。

【制法】（1）将绿茶一分为二，装入棉纸袋中封口挂线，备用。

（2）将芝麻糊一分为二，分装入杯中，待用。

（3）每次取1袋绿茶，放入装有芝麻糊的杯中，用沸水冲泡，加盖，闷10分钟即可饮用。

【用法】冲泡饮用，每日2次。

【功效】解毒化瘀，活血消脂。适宜于各种类型的脂肪肝。

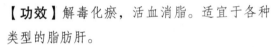

【配料】丹参15克，黄精15克，陈皮5克，蜂蜜15克。

【制法】（1）将陈皮洗净，切碎，备用。将丹参、黄精洗净后分别切成片，放入沙锅，加水适量。

（2）用大火煮沸，调入陈皮碎末，改用小火煨煮25分钟，用洁净纱布过滤取汁，回入锅中，用小火煮沸。停火，趁温热调入蜂蜜，拌匀即成。

【用法】早晚分服。

【功效】滋阴补虚，益气健脾，化瘀消脂。适宜于痰瘀交阻型脂肪肝。

丹参黄精茶

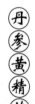

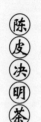

陈皮决明茶

【配料】陈皮12克，决明子15克。

【制法】将陈皮拣去杂质，洗净后晾干或烘干，切碎，备用。将决明子洗净、敲碎，与切碎的陈皮同放入沙锅，加水浓煎2次，每次15分钟，过滤，合并2次滤汁，再用小火煨煮至300毫升即成。

【用法】代茶饮用。

【功效】燥湿化痰，清肝消脂。适宜于肝郁气滞型脂肪肝。

陈皮姜黄茶

【配料】陈皮8克，姜黄8克，绿茶3克。

【制法】将姜黄、陈皮洗净，晒干或烘干，姜黄切片，陈皮切碎，与绿茶共研为粗末，一分为二，装入纸袋中，封口挂线，备用。每次取1袋。放入杯中，用沸水冲泡，加盖，闷15分钟，即可饮用，一般每袋可连续冲泡3～5次。

【用法】冲茶饮，每日2次。

【功效】活血行气，散瘀消脂。适宜于气滞血瘀型脂肪肝。

陈皮红花茶

【配料】陈皮8克，红花（干品）2克，鲜山楂20克。

【制法】将红花洗净后晒干或烘干，备用。将山楂除去果柄，洗净，切成片，与红花、陈皮同放入大杯中，用沸水冲泡，加盖，闷15分钟即可饮用。一般可连续冲泡3~5次。

【用法】代茶，频频饮用。

【功效】消食导滞，祛瘀消脂。适宜于气滞血瘀型脂肪肝。

【配料】陈皮15克，青皮12克，白糖10克。

【制法】将陈皮、青皮洗净，切成小块，放入容器内，然后用开水泡上，待入味，加白糖拌匀即成。

【用法】代茶饮用。

陈皮青皮茶

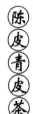

【功效】疏肝解郁，消暑顺气。适宜于肝郁气滞型脂肪肝。

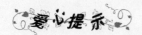

爱心提示

　　陈皮是放久了的橘子皮，陈皮在药用上有理气、健胃、祛湿、祛痰的功效。中药的"陈皮半夏汤""二陈汤"主要是靠陈皮治病的。以陈皮为主要成分配制的中成药，如川贝陈皮、蛇胆陈皮、甘草陈皮、陈皮膏、陈皮末等，是化痰下气、消滞健胃的良药。青皮在中药店或者医院的中药房有卖，相当于未成熟的橘皮，但是不能直接用未成熟的橘皮代替，因为它要由未成熟的橘皮经过炮制而来。

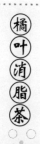

橘叶消脂茶

　　【配料】金橘叶（干品）50 克。

　　【制法】将金橘叶洗净、晾干后切碎，放入沙锅加水浸泡片刻，用中火煎煮 15 分钟，再用洁净纱布过滤，去渣，取汁放入容器中即成。

　　【用法】代茶饮用。

　　【功效】疏肝解郁，行气活血。适宜于肝郁气滞型脂肪肝。

【配料】绿豆 60 克，白菊花 10 克。

【制法】将绿豆拣去杂质，淘洗干净，备用；将白菊花放入纱布袋中，扎口，与淘洗干净的绿豆同入沙锅，加足量水。浸泡片刻后用大火煮沸，改用小火煨煮 1 小时，待绿豆酥烂，取出菊花纱布袋即成。

【用法】代茶饮用。

【功效】清热解毒，清暑消脂。适宜于肝经湿热型脂肪肝。

绿豆菊花茶

绿豆大黄茶

【配料】绿豆 100 克，生大黄 6 克，蜂蜜 20 克。

【制法】将绿豆洗净，放入沙锅，加清水适量，浸泡 25 分钟，待用。将生大黄洗净，切片，加水煎约 15 分钟，取汁 100 毫升，备用。将浸泡了绿豆的沙锅置火上，大火煮沸，改用小火煨煮 1 小时，待绿豆酥烂，离火，将生大黄汁与蜂蜜兑入绿豆汤中，拌和均匀即成。

【用法】代茶饮用。

【功效】清热解毒，散瘀通便，活血消脂。适宜于气滞血瘀型脂肪肝。

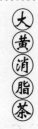

【配料】制大黄 3 克，蜂蜜 25 克。

【制法】将制大黄洗净，晒干或烘干，研成极细末，备用。每次取 1 克倒入大杯中，用沸水冲泡，加盖，闷 15 分钟，兑入 10 克蜂蜜，拌和均匀。

【用法】代茶饮用。

【功效】祛瘀消脂。适宜于气滞血瘀型脂肪肝。

爱心提示

大黄性味苦寒，具有导泻、利胆、抗菌消炎、消脂、利尿、止血等功效。但是大黄的消脂作用是有限的，还需要配合适当的运动、控制饮食等综合治疗才能奏效。大黄在祖国医学上，确实是味好药，但"是药三分毒"，大黄虽好，也不可久服。久服大黄可引发肝硬变、电解质紊乱等并发症。因而此茶也不可长期服用，一般饮用一个月后，需休息 1 个月再饮用，且要防止副作用的发生。

决明消脂茶

【配料】炒决明子40克。

【制法】将炒决明子放入有盖杯中，用沸水冲泡，加盖闷15分钟即可饮服，一般可冲泡3~5次。

【用法】代茶饮用。

【功效】清肝消脂，明目润肠。适宜于肝经湿热型脂肪肝。

【配料】金橘5个，萝卜1/2个，蜂蜜20克。

【制法】将金橘洗净后去籽，捣烂。萝卜洗净，切丝榨汁。将金橘泥、萝卜汁混匀，放入蜂蜜调匀。

【用法】代茶饮用。

【功效】顺气和胃，消脂肪，护肝。适宜于肝郁气滞型脂肪肝。

金橘萝卜茶

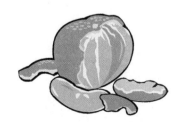

【配料】三七5克，绿茶3克。

【制法】将三七洗净，晒干或烘干，切成饮片或研末。三七与绿茶同放入杯中，用沸水冲泡，加盖，闷15分钟即可饮用。一般可连续冲泡3~5次。

【用法】代茶饮用。

【功效】活血化瘀，抗脂肪肝。适宜于气滞血瘀型脂肪肝。

【配料】银杏叶15克，花生叶10克。

【制法】（1）将花生叶、银杏叶拣去杂质，晒干或烘干，共研成粗末，一分为四，分袋绵纸袋中，封口挂线，备用。

（2）每次取1袋放入杯中，用沸水冲泡，加盖，闷15分钟即可饮用。

【用法】代茶饮用。

【功效】滋阴补肾，解毒消脂。适宜于肝肾阴虚型脂肪肝。

爱心提示

　　银杏叶具有重要的药用价值。到目前为止已知其化学成分的银杏叶提取物多达160余种，主要有黄酮类、萜类、酚类、生物碱、聚异戊烯、奎宁酸、亚油酸、蟒草酸、抗坏血酸、白果醇、白果酮等。银杏叶粗提取物有4种双黄酮类（西阿多黄素、银杏黄素、异银杏黄素、白果黄素，以西阿黄毒为主体成分），以秋叶含量最高。秋叶为17.2毫克／克，夏叶为4.4毫克／克。银杏叶对脂肪肝、冠心病、心绞痛、脑血管疾病有一定的疗效。

枸杞女贞茶

【配料】枸杞子15克，女贞子15克。

【制法】将枸杞子、女贞子洗净，晒干或烘干，装入纱布袋，扎口后放入大杯中。用沸水冲泡，加盖，闷15分钟即可饮用，一般可连续冲泡3~5次。

【用法】每日1剂，代茶饮用。

【功效】滋补肝肾，散瘀消脂。适宜于肝肾阴虚型脂肪肝。

【配料】冬虫夏草8克，银杏叶12克。

【制法】 将银杏叶洗净，晒干或烘干，研成粗粉，与虫草粉充分混合均匀，一分为二，装入绵纸袋中，封口挂线，备用。每次取1袋，放入杯中，用沸水冲泡，加盖，闷15分钟即可饮服，一般每袋可连续冲泡3~5次。

【用法】代茶饮用。

【功效】益肾滋阴，化痰定喘，消脂养心。适宜于肝肾阴虚型脂肪肝。

虫草银杏茶

丹参山楂茶

【配料】丹参12克，山楂12克。

【制法】将丹参、山楂洗净、晒干或烘干，研成粗末，充分混匀后一分为二，装入绵纸袋中，封口挂线，备用。每次1袋，放入杯中，用沸水冲泡，加盖，闷15分钟，即可饮用，一般每袋可连续冲泡3~5次。

【用法】代茶饮用。

【功效】活血化瘀，护肝消脂。适宜于气滞血瘀型脂肪肝。

香菇蒲黄茶

【配料】香菇15克，蒲黄粉8克，绿茶10克。

【制法】将香菇洗净后与绿茶同放入沙锅，加适量水浸泡30分钟，视浸泡程度可再加清水若干；大火煮沸，改用小火煨煮15分钟，调入蒲黄粉，拌匀，取出香菇（另用），用洁净纱布过滤，去渣，取汁即成。

【用法】代茶饮用。

【功效】益气补虚，散瘀消脂。适宜于气滞血瘀型脂肪肝。

泽泻乌龙茶

【配料】泽泻12克，乌龙茶3克。

【制法】将泽泻加水煮沸15分钟，取药汁冲泡乌龙茶，即成。一般可冲泡3~5次。

【用法】每日1剂，代茶饮用。

【功效】护肝消脂，利湿减肥。适宜于痰湿内阻型脂肪肝，对脂肪肝兼有肥胖症者尤为适宜。

【配料】泽泻 10 克，虎杖 10 克，红枣 10 枚，蜂蜜 20 克。

【制法】将红枣用温水浸泡 25 分钟，去核后连浸泡水同入大碗中，备用；将泽泻、虎杖洗净后入锅，煎煮 2 次，每次 25 分钟。合并 2 次滤汁，回入沙锅，加入红枣及其浸泡液，用小火煨煮 15 分钟，调节煎液至 300 毫升，兑入蜂蜜，拌匀即成。

【用法】每日 1 剂，代茶饮用。

【功效】化痰除湿，清热消脂。适宜于痰湿内阻型脂肪肝。

泽泻虎杖茶

玉米红糖茶

【配料】嫩玉米 120 克，牛奶 200 克，红糖 20 克。

【制法】将鲜嫩玉米洗净，装入研磨容器中，捣烂呈泥糊状，放入沙锅；加水适量，中火煨煮 25 分钟，用洁净纱布过滤，将滤汁盛入锅中，兑入牛奶，加红糖拌匀，用小火煨煮至沸即成。

【用法】每日 1 剂，代茶饮用。

【功效】健脾调中，补虚消脂。适宜于脾气虚弱型脂肪肝。

治疗脂肪肝的降脂粥

　　药粥疗法是药物疗法与食物疗法相结合的一种独特的疗法。药物与米谷配伍，同煮为粥，相须相使，相辅相成，能收到药物与米谷的双重效应。比如，干姜是用于温胃散寒的药物，但无补肾之效；粳米可以健脾益气，却无温胃散寒之力，倘若干姜和粳米同煮成粥，则就具有温补脾胃的双重功效，是治疗脾胃虚寒的食疗良方。再如苁蓉羊肉粥，方中苁蓉为补肾壮阳的中药，羊肉是温补脾肾的食物，同粳米煮成稀粥，不仅可以增强温补肾阳的作用，还能收到温脾暖胃的效果。由此可见药粥结合是防治疾病、强身健体、养生保健的一种重要方法。药粥疗法简单易学，不受任何条件限制，不需要掌握高深的理论，只要通过实践，即可掌握。药粥疗法能将平时治疗融于美食之中，长期坚持能达到其他疗法达不到的治疗效果。

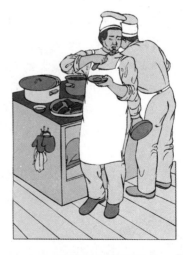

红花红枣粥

【配料】红花5克，红枣10枚，红糖12克，粳米100克。

【制法】将红花拣去杂质，洗净，放纱布袋中，扎紧袋口，备用。将红枣洗净，用温开水浸泡片刻，放入碗中待用。将粳米淘洗干净，放入沙锅，加水适量，大火煮沸后放入红花药袋及红枣，改用小火煨煮25分钟，取出药袋，继续用小火煨煮至粳米酥烂、粥黏稠，调入红糖，拌匀即成。

【用法】每日2次，饭前食用。

【功效】补血益气，健脾消脂。适用于气滞血瘀型脂肪肝。

【配料】大黄8克，粳米100克，红枣10枚。

【制法】将大黄洗净，切成片，晒干或烘干，研成极细末，备用。红枣洗净后用温水浸泡片刻，待用。将粳米淘洗干净，放入沙锅，加水适量，先用大火煮沸，倒入浸泡的红枣，继续用小火煨煮至粳米酥烂、粥黏稠时，调入大黄细末，拌匀，煨煮至沸即成。

大黄红枣粥

【用法】每日2次，饭前食用。

【功效】清肠祛瘀，减肥消脂。适用于气滞血瘀型脂肪肝。

银杏叶消脂粥

【配料】银杏叶 30~50 克，粳米 100 克。

【制法】将银杏叶洗净，放入纱布袋，与淘洗干净的粳米一同放入沙锅，加适量清水。先用大火煮沸，再改用小火煨煮 25 分钟，取出药袋，继续用小火煨煮至粳米酥烂、粥黏稠时即成。

【用法】每日 2 次，饭前食用。

【功效】化瘀消脂，益肾减肥。适用于气滞血瘀脂肪肝。

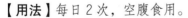

【配料】三七 5 克，山楂（连核）25 克，粳米 100 克。

【制法】将三七洗净，晒干或烘干，研成极细末，备用。将山楂洗净，切成薄片。将粳米淘洗干净，放入沙锅，加水适量，先用大火煮沸，加入山楂片，改用小火共煨至粳米酥烂、粥黏稠时调入三七细末，拌和均匀即成。

【用法】每日 2 次，空腹食用。

【功效】活血消脂，滋肾养肝。适用于气滞血瘀型脂肪肝。

三七山楂粥

绿豆陈皮粥

【配料】绿豆50克,陈皮5克,粳米100克,红枣10枚。

【制法】将红枣洗净后放入沙锅,加清水适量,浸泡15分钟。将陈皮洗净、晒干或烘干,研成细末,备用。将绿豆、粳米拣去杂质,淘洗干净后放入浸泡了红枣的沙锅中,再加清水适量,大火煮沸,改用小火煨煮1小时,待绿豆、粳米酥烂,调入陈皮细末,拌和均匀即成。

【用法】每日2次,饭前食用。

【功效】除湿消脂。适用于肝经湿热型脂肪肝。

【配料】陈皮12克,枸杞子12克,粳米100克。

【制法】将陈皮洗净、晒干或烘干,研成细末,备用。将枸杞子、粳米分别淘洗净,同放入沙锅,加水适量。大火煮沸后,改用小火煨煮25分钟,待粳米酥烂、粥将成时,调入陈皮细末,拌和均匀,再用小火煨煮至沸即成。

【用法】每日2次,饭前食用。

【功效】理气解郁,补肾消脂。适用于肝郁气滞型脂肪肝。

陈皮枸杞粥

爱心提示

枸杞子有补益肝肾、养血明目、防老抗衰等功效，还有护肝及防治脂肪肝的作用。枸杞子中含有一种有效成分——甜茶碱，对治疗肝脏疾病有效。它的叶、果实和根皮里均含丰富的甜茶碱，有抑制脂肪在肝细胞内沉积、促进肝细胞再生的作用。对于脂肪肝患者来说，枸杞子中的甜茶碱能防止肝脏内过多的脂肪贮存，有防治脂肪肝的作用；其叶中所含的叶绿素也有助于肝脏的解毒，同时还能改善肝功能。

人参枸杞粥

【配料】人参5克，枸杞子20克，粳米100克。

【制法】将生晒参晒干或烘干，研成极细末，备用。将粳米和枸杞子淘洗干净，放入沙锅，加水适量，先用大火煮沸，再改用小火煨煮25分钟，待粳米酥烂、粥将成时调入人参细末，拌和均匀即成。

【用法】每日2次，饭前食用。

【功效】补气消脂。适用于气阴两虚型脂肪肝。

【配料】制首乌25克，芹菜120克，瘦肉末50克，粳米100克，精盐、味精各适量。

【制法】将制首乌洗净，切片、晒干或烘干，研成细末，备用。将芹菜洗净，取其叶柄及茎，切成碎细末，待用。将粳米淘洗干净，放入沙锅，加水适量，大火煮沸，加瘦肉末后烹入料酒，改用小火煨煮25~35分钟，调入芹菜碎末及制首乌末，拌和均匀，继续用小火煨煮15分钟，粥成时加精盐、味精适量，拌匀即成。

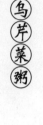

首乌芹菜粥

【用法】每日2次，饭前食用。

【功效】滋养肝肾，清热消脂。适用于肝肾阴虚型脂肪肝。

海带豆粉粥

【配料】海带25克，黑豆粉30克，红枣12枚。

【制法】将海带放入水中浸泡6~8小时，捞出，洗净，切成小片状，备用。将红枣洗净，放入沙锅，加水适量，煎煮25分钟，加海带片、黑豆粉，拌和均匀，改用小火煨煮10分钟即成。

【用法】每日2次，饭前食用。

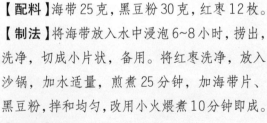

【功效】滋补肝肾，祛瘀消脂。适用于肝肾阴虚型脂肪肝。

【配料】制首乌50克,粳米100克,红糖10克。

【制法】将制首乌洗净,切成片,晒干或烘干,研成细粉(亦可直接从中药店购买),备用。将粳米淘洗干净,放入沙锅,加水适量,大火煮沸后改用小火煨煮25分钟,调入制首乌粉,拌和均匀,继续用小火煨煮至粳米酥烂、粥黏稠时调入红糖,搅匀即成。

【用法】每日2次,饭前食用。

【功效】补益肝肾,滋阴消脂。适用于肝肾阴虚型脂肪肝。

（首乌粳米粥）

（虫草蜂蜜粥）

【配料】冬虫夏草12克,粳米100克,蜂蜜10克。

【制法】 将冬虫夏草洗净,晒干或烘干,研成极细末,备用。将粳米淘洗干净,放入沙锅,加水适量,大火煮沸后,改用小火煨煮至粳米酥烂、粥黏稠时,调入虫草细末,拌和均匀,再以小火煨煮至沸,离火,放入蜂蜜,调匀即成。

【用法】每日2次,饭前食用。

【功效】补益肝肾,减肥消脂。适用于肝肾阴虚型脂肪肝。

【配料】蒲黄12克,沙苑子12克,粳米100克。

【制法】将沙苑子拣去杂质,淘洗干净,晾干后与蒲黄同放入棉纸袋中,封口挂线,备用。将粳米淘洗干净,放入沙锅,加水适量,大火煮沸,放入药袋,线搭锅边,改用小火煨煮25分钟,提出药袋,继续小心煨煮至粳米酥烂、粥黏稠即成。

【用法】每日2次,饭前食用。

【功效】清化湿热,活血消脂。适用于肝经湿热型脂肪肝。

【配料】鲜马齿苋150克,蒲黄粉10克,粳米100克。

【制法】将鲜马齿苋拣去杂质,洗净,切碎后盛入碗中,备用。将粳米淘洗干净,放入沙锅,加水适量,大火煮沸后,改用小火煮煨煮25分钟,加切碎的鲜马齿苋,拌和均匀,继续煨煮至粳米酥烂,待粥将成时调入蒲黄粉,再煮至沸即成。

【用法】每日2次,饭前食用。

【功效】清热解毒,散瘀消脂。适用于肝经湿热型脂肪肝。

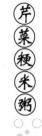

芹菜粳米粥

【配料】芹菜80克，粳米100克。

【制法】将芹菜洗净切碎，与淘洗干净的粳米一同入锅，加适量清水，用旺火烧一下后转用小火熬煮成稀粥。

【用法】早晚分食。

【功效】清热平肝，降压消脂。适用于肝经湿热型脂肪肝。

银鱼消脂粥

【配料】银鱼干50克，粳米100克。

【制法】将银鱼干拣去杂质，洗净，晒干或烘干，研成粗末状，备用。将粳米淘洗干净，放入沙锅，加水适量，大火煮沸，改用小火煨煮25分钟，调入银鱼粗末，拌和均匀，小火煨煮至粳米酥烂即成。

【用法】每日2次，饭前食用。

【功效】滋阴补虚，通脉消脂。适用于肝肾阴虚型脂肪肝。

【配料】生晒参3克，黄精10克，白扁豆20克，粳米100克。

【制法】将生晒参、黄精、白扁豆洗净，同入锅中，加水煎煮25分钟，再投入淘净的粳米，大火煮沸后，改用小火煨煮成稠粥。

【用法】每日2次，饭前食用。

【功效】益气健脾，祛脂化湿。适用于脾气虚弱型脂肪肝。

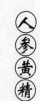

【配料】绞股蓝15克，粳米100克。

【制法】将绞股蓝拣去杂质，洗净，放入药袋，扎口备用。将粳米淘净后放入沙锅，加入适量，先用大火煮沸，加入绞股蓝药袋，继续用小火煨煮25分钟，取出药袋，滤尽药汁，再用小火煨煮至粳米酥烂即成。

【用法】每日2次，饭前食用。

【功效】益气补脾，化痰消脂。适用于脾气虚弱型脂肪肝。

爱心提示

现代中药研究发现，绞股蓝能降血脂、降血压、增加冠脉和脑血流量，在防治脂肪肝、高脂血症、动脉粥样硬化症、高血压病、冠心病、中风、糖尿病以及肥胖症等方面疗效显著。临床研究中，用绞股蓝冲剂对 42 例高脂血症患者治疗 1 个月，血清胆固醇和三酰甘油明显降低，高密度脂蛋白－胆固醇有所提高。动物实验研究中发现，用绞股蓝的提取液喂养大白鼠，对胆固醇、β－脂蛋白的代谢有促进作用，长期服用能加速脂类代谢，但又未超出正常范围。有学者认为，这种改变可能是加速胆固醇转成维生素 D 及胆汁酸和高密度脂蛋白的合成引起的。另外，绞股蓝显著降低血脂的作用与抑制脂肪细胞产生游离脂肪酸及合成中性脂肪有关。

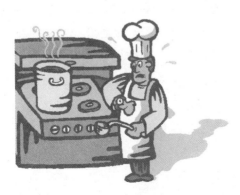

【配料】鲜牛奶200毫升，红枣20枚，粳米100克。

【制法】将红枣用温水浸泡25分钟，洗净，去核，备用。将粳米淘洗干净，放入沙锅，加水适量，大火煮沸，加入浸泡的红枣，改用小火煨煮至粳米酥烂、将成粥时兑入鲜牛奶，继续用小火煨煮至沸即成。

【用法】每日2次，饭前食用。

【功效】补虚益气，活血消脂。适用于脾气虚弱型脂肪肝。

牛奶红枣粥

螺旋藻消脂粥

【配料】螺旋藻粉（市场有售）10克，粳米100克。

【制法】将粳米淘洗干净，放入沙锅，加水适量。大火煮沸后改用小火煨煮25分钟，待粳米酥烂、粥稠时，调入螺旋藻粉，拌匀即成。

【用法】每日2次，饭前食用。

【功效】消脂降糖，健脾减肥。适用于脾气虚弱型脂肪肝。

【配料】玉米 50 克，山楂 15 克，红枣 8 枚，粳米 100 克，红糖 20 克。

【制法】将玉米拣去杂质，洗净，用冷开水泡发，研成玉米浆粉备用。将粳米淘洗干净，放入沙锅，加水适量，浸泡 20 分钟，与洗净的红枣一起用中火煮沸，调入玉米浆粉，拌和均匀，改用小火煨煮 1 小时，待粳米酥烂、粥黏稠时，调入捣烂的山楂片，继续用小火煨煮至沸，拌入红糖即成。

【用法】每日 2 次，饭前食用。

【功效】健脾开胃，补虚消脂。适用于脾气虚弱型脂肪肝。

【配料】泽泻 10 克，山楂 20 克，粳米 100 克，红糖 10 克。

【制法】 将泽泻、山楂分别拣去杂质，洗净后一同放入沙锅，加水煎煮 35 分钟，过滤，取汁。将粳米淘洗干净，入锅后加水煨煮至粳米酥烂、粥黏稠时，兑入泽泻山楂煎汁，加入红糖，用小火煨煮至沸即成。

【用法】每日 2 次，饭前食用。

【功效】消食导滞，化瘀消脂。适用于痰湿型脂肪肝。

治疗脂肪肝的消脂汤羹

在我国大部分地区都有喝汤、羹的习惯，不同的是有的饭前喝，有的饭后喝。汤羹是以肉、蛋、奶、海味品等原料为主，加入药物熬煮成较浓稠的汤液。这种汤羹是具有特殊疗效的食品，它既有药物汤剂的优点，又无损伤脾胃之弊端，还能补益气血，扶脾益胃。汤羹质地稀软，糜烂，加工时间长，水分多，有利于药物在体内的吸收。汤、羹基本属于同一种烹调方法，区别在于汤大多不勾芡，而羹大多勾芡。但用于调养脂肪肝的汤羹又不同于一般的汤羹，需要根据患者的症状，依据药物的性能特点进行配方，并依据汤羹的配料特点进行灵活操作。以下是为脂肪肝患者提供的汤羹常用方，在使用前最好先与自己的病症对照，以提高疗效。经过多年的观察，此类汤羹方适用于绝大多数的脂肪肝患者。

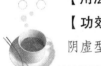

首乌鲤鱼汤

【配料】制首乌25克,活鲤鱼1条(约500克),精盐、味精、五香粉、葱花、姜末、料酒、麻油各适量。

【制法】将制首乌洗净,切成薄片,备用。将活鲤鱼宰杀,除去鳃及内脏,洗净后将首乌薄片塞入腹中,放入煮沸的汤锅中。用大火再煮至沸。烹入料酒,并加葱花、姜末,改用小火煨煮20~30分钟,待鲤鱼肉熟烂时,加入精盐、味精、五香粉各少许,拌和均匀,淋入麻油即成。

【用法】佐餐当汤,空腹服食。

【功效】补益肝肾,利水消脂。适用于肝肾阴虚型脂肪肝。

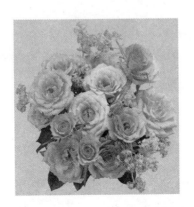

【配料】牡蛎25克，冬瓜250克，虾皮10克，精盐、味精、植物油、麻油各适量。

【制法】将牡蛎洗净后切片，备用。虾皮用温开水浸泡放入锅中，待用。将冬瓜去瓤、籽，切去外皮，洗净后剖切成块，待用。烧锅置火上，加植物油烧至六成热，加入冬瓜块煸炒片刻，再加入虾皮、牡蛎片及清水适量，大火煮沸，改用小火煨煮20~30分钟。加适量精盐、味精，拌匀，再煮至沸，淋入麻油即成。

【用法】佐餐当汤，空腹服食。

【功效】利水消肿，祛脂减肥。适用于肝经湿热型脂肪肝。

牡蛎冬瓜汤

齿苋红枣汤

【配料】马齿苋200克，绿豆120克，红枣10枚。

【制法】将马齿苋洗净，切成3厘米长的小段，备用。绿豆、红枣分别拣去杂质，淘洗干净，放入沙锅，加足量水，浸泡20~30分钟后，用大火煮沸，改用小火煨煮1小时，加入马齿苋段，继续用火煨煮至绿豆酥烂即成。

【用法】佐餐当汤，空腹服食。

【功效】清热化湿，散瘀消脂。适用于肝经湿热型脂肪肝。

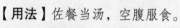

【配料】鲜荷叶半张，山楂20克，蒲黄粉12克。

【制法】将鲜荷叶、山楂分别洗净，荷叶撕碎，山楂切片，同入沙锅，加水适量。大火煮沸，改用小火煨煮15~20分钟，调入蒲黄粉，拌和均匀，继续用小火煨煮至沸即成。

【用法】佐餐当汤，空腹服食。

【功效】清热利湿，散瘀消脂。适用于肝经湿热型脂肪肝。

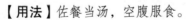

【配料】鲜荷叶半张，陈皮15克，蒲黄粉12克。

【制法】将鲜荷叶、陈皮分别拣去杂质，洗净。将鲜荷叶撕碎后与陈皮同入沙锅，加水适量。大火煮沸，改用小火煨煮15分钟，调入蒲黄粉，拌和均匀，继续用小火煨煮至沸即成。

【用法】佐餐当汤，空腹服食。

【功效】行气利湿，散瘀消脂。适用于痰湿内阻型脂肪肝。

【配料】海带30克，冬瓜200克，虾皮15克，香菇15克，精盐、味精、麻油、精制油各适量。

【制法】（1）将海带用冷水浸泡1小时（其间可换水数次），洗净后切成菱形片，备用。虾皮、香菇分别用温开水浸泡，香菇切成两半，与虾皮一同放入碗中，待用。

（2）将冬瓜去籽，切去外皮，洗净后剖切成冬瓜块，待用。烧锅置火上，加精制油烧至六成热，加入冬瓜块煸炒片刻，再加入虾皮、香菇、海带菱形片及清水（或清汤）适量。

（3）大火煮沸，改用小火煨煮10~15分钟，加精盐、味精，拌匀，再煮至沸，淋入麻油即成。

【用法】佐餐当汤，饭前服食。

【功效】利水去湿，祛脂减肥。适用于痰湿内阻型脂肪肝。

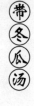

海带冬瓜汤

黑豆山楂汤

【配料】黑大豆50克,山楂30克,枸杞子30克,红糖20克。

【制法】将山楂、枸杞子洗净,山楂去核切碎。将此两者与洗净的黑大豆同入沙锅,加足量水,浸泡1小时。待黑大豆泡透,用大火煮沸,改用小火煨煮1小时,待黑大豆酥烂,加红糖拌匀即成。

【用法】佐餐当汤,饭前服食。

【功效】滋补肝肾,消食消脂。适用于肝肾阴虚型脂肪肝。

木耳红枣汤

【配料】黑木耳50克,红枣10枚,红糖20克。

【制法】将木耳拣去杂质,用温水泡发,洗净,放入沙锅,加洗净的红枣及清水。大火煮沸,改用小火煨煮1小时,待黑木耳、红枣酥烂成糊状时,将枣核夹出,加红糖,拌和均匀,再煨煮至沸即成。

【用法】佐餐当汤,饭前服食。

【功效】益气补血,散瘀消脂。适用于脾气虚弱型脂肪肝。

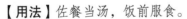

【配料】蘑菇120克，白萝卜500克，精盐1克，味精1.5克，湿淀粉、麻油各15克，鲜汤200克。

【制法】将白萝卜洗净，切成2.5厘米长的条，放入锅中加清水烧沸，煮软后捞出。炒锅上火，加入蘑菇、白萝卜条、精盐、味精、鲜汤烧至入味，再用湿淀粉勾芡，起锅时淋上麻油，装入汤盘即成。

【用法】佐餐当汤，饭前服食。

【功效】补中行气，清热消脂。适用于肝经湿热型脂肪肝。

【配料】绿豆粉100克，牛奶200毫升，蒲黄10克。

【制法】将绿豆粉用清水调成稀糊状，放入锅中，中火煨煮，边煮边调，使成绿豆羹糊状。兑入牛奶，并加蒲黄，改用小火煨煮成稀糊状，用湿淀粉勾兑成羹即成。

【用法】佐餐当汤，饭前服食。

【功效】消热，散瘀，消脂。适用于各种类型的脂肪肝。

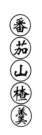

【配料】番茄 250 克，山楂 25 克，陈皮 10 克。

【制法】将山楂、陈皮分别洗净，山楂切成片（去籽），陈皮切碎，同放入碗中，备用。将成熟的番茄放入温水中浸泡片刻，反复洗净，连皮切碎，剁成番茄糊，待用。沙锅中加清水适量，调入山楂、陈皮，中火煨 20 分钟，加番茄糊，拌匀，改用小火煨煮 10 分钟，以湿淀粉勾兑成羹即成。

【用法】佐餐当汤，饭前服食。

【功效】消食，散瘀，降脂。适用于痰瘀交阻型脂肪肝。

【配料】苹果 1 个，生山楂 25 克，制首乌 20 克。

【制法】将带皮苹果反复洗净，连皮切碎，放入搅拌机中，搅打 1 分钟，成为苹果浆汁，备用。将生山楂、制首乌拣去杂质，洗净，切片，晒干或烘干，研成细末，放入沙锅，加入清水适量，拌匀。大火煮沸，改用小火煨煮成稀糊状，调入苹果浆汁，煨煮 5 分钟，用湿淀粉勾芡成羹即成。

【用法】佐餐当汤，饭前服食。

【功效】滋阴养血，消食降脂。适用于肝肾阴虚型脂肪肝。

山楂核桃羹

【配料】山楂 30 克，核桃仁 30 克，黑芝麻 30 克，红糖 20 克。

【制法】将黑芝麻拣净，入铁锅，微火炒香，待用。将核桃仁洗净，晒干或烘干。将山楂洗净，去核切片后晒干或烘干，与黑芝麻、核桃仁等拌和均匀，共研为细末，调入红糖即成。

【用法】佐餐当汤，饭前服食。服食时将其放入碗中，用温开水调匀，隔水蒸至糊状，即可食用。

【功效】滋补肝肾，活血化瘀，利湿消脂。适用于肝肾阴虚型脂肪肝。

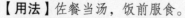

海带首乌羹

【配料】海带 50 克，首乌粉 50 克。

【制法】将海带放入米泔水中，浸泡6~8小时，捞出，洗去白色斑块及沙质，切成丝，晒干或烘干，研成细粉。将海带粉与生首乌粉混合均匀，再用冷开水在碗内调匀，置沸水锅内，隔水不断搅拌成糊即成。

【用法】佐餐当汤，饭前服食。

【功效】滋阴，散瘀，降脂。适用于肝肾阴虚型脂肪肝。

【配料】核桃仁 80 克，黑芝麻 30 克，葛根粉 15 克，蜂蜜 20 克。

【制法】将核桃仁、黑芝麻分别拣去杂质，核桃仁晒干或烘干，黑芝麻微火炒香，共研为粉。锅置火上，加清水适量，大火煮沸，调入核桃仁粉、黑芝麻粉、葛根粉，改用小火煨煮，边煮边调。待羹糊将成时停火，兑入蜂蜜，拌匀即成。

【用法】佐餐当汤，饭前服食。

【功效】补益肝肾，滋阴消脂。适用于肝肾阴虚型脂肪肝。

【配料】人参 5~8 克，核桃仁 20 克，鲜牛奶 200 毫升。

【制法】将人参、核桃仁拣净，用清水冲洗后切碎，放在一起捣烂并搅拌均匀，盛入瓷碗中，加清水适量。置锅内隔水蒸熟，再调入煮熟的鲜牛奶，拌和成羹即成。

【用法】佐餐当汤，饭前服食。

【功效】益气消脂。适用于脾气虚弱型脂肪肝。

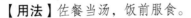

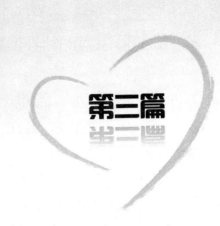

第三篇

脂肪肝患者营养素调养宜与忌

脂肪肝患者的营养治疗原则

结构合理、均衡饮食是营养素调养脂肪肝的基本原则。调整膳食结构，坚持以植物性食物为主，动物性食物为辅，能量来源以粮食为主的传统方案，可以防止西方社会"高能量、高脂肪、高蛋白质、低纤维"膳食结构的缺陷，从而防止热量过剩，预防肥胖、糖尿病、高脂血症以及脂肪肝、胆石症等相关疾病的发生。防治脂肪肝以及脂质代谢紊乱性疾病的膳食设计特点应该为：低热能，即不超过标准体重热能要求；低脂肪，烹调方式以蒸、氽、拌、煮为主；高蛋白，尽可能选用一些优质蛋白的原料；适量碳水化合物、高纤维素，选用含糖量低、纤维素丰富的蔬菜；多维生素，选用含维生素 B、维生素 C 丰富的荤素食物与水果；少盐，忌刺激性的调料；食物品种多样化。对于脂肪肝患者来说需要具体注意以下几点。

（1）肥胖性脂肪肝：在保证营养的前提下，应适当减少脂肪、糖类的摄入，宜用植物油并限制高胆固醇食物的摄入。如能坚持一年，则可减重 5~10 千克，肝脏脂肪沉积也随之消退。但饮食减肥须适当控制，因为过度限制饮食也会导致脂肪性肝炎和肝纤维化。减肥幅度在初始阶段不应超过体重的 10%~25%，每日摄入 1000~1800 千卡热量的食物，时间约为 1 年。对于效果不明显者，可改用低热能饮食疗法，每日再减少约 1/3 总热卡量。

（2）营养不良性脂肪肝：应以高蛋白、高热量、高维生素及低纤维素饮食为宜。

（3）酒精性脂肪肝：终身戒酒是关键，同时摄入高蛋白、高热量、高维生素食物，以纠正营养不良。脂肪摄入不宜超过总热量的 15%~20%，并减少多价不饱和脂肪酸的摄入。

（4）糖尿病性脂肪肝：应给予低热量、低脂肪、高纤维素饮食。合并肾病者每日蛋白质摄入量应限制在 1 克 / 千克体重内，以减轻肾脏负担。

脂肪肝患者宜补充的维生素

维生素是维持人体生命和健康必不可少的物质。它不能在人体内合成，或合成的量很少，不足以满足人体的需要，所以必须由食物或药物提供。与脂质代谢，尤其是动脉粥样硬化和脂肪肝相关的维生素有维生素 B、维生素 C、维生素 E 和 β - 胡萝卜素。B 族维生素有防止肝脂肪变性及保护肝脏的作用，维生素 C 可增加肝细胞抵抗力，促进肝细胞的再生，改善肝脏代谢功能，防止肝脏脂肪变和硬变，增加肝脏解毒能力；B族维生素和维生素E等参与肝脏脂肪代谢并对肝细胞有保护作用；维生素A和胡萝卜素可防癌和防治肝纤维化。

因此，维生素在防治肝脏疾病，尤其是脂肪肝的形成中起着极为重要的作用，应予以高度的重视。当肝脏受损时，各种维生素缺乏可反映出不同的病症。

（1）当维生素A缺乏时，可出现眼干、夜盲、角膜软化、皮肤干燥等，宜食胡萝卜、绿叶蔬菜、牛奶、黄油、西红柿等。但如服用维生素AD胶囊，则应遵循医嘱服用，以免引起维生素A中毒，出现嗜睡、头痛、皮肤瘙痒等症状。

（2）维生素B族缺乏时，易出现舌炎、口疮、口角炎、阴囊皮炎、角膜溃疡、巩膜充血等，宜食各种谷物、豆制品、蛋类。

（3）维生素C缺乏时，早期可表现为乏力、食欲差、体重减轻、性情暴躁、下肢肌肉或关节疼痛；毛囊周围充血、溢血、紫斑，继之毛囊肿胀与肥厚，使皮肤更显粗糙；牙龈肿胀、发红、疼痛和出血，常伴有贫血、浮肿、伤口愈合缓慢而易继发感染。治疗方法是多食绿叶蔬菜及新鲜水果，或在医生的指导下口服维生素C，亦可肌内注射或静脉注射。

脂肪肝患者通过饮食补充维生素时，尽量在两餐之间或饥饿时进食，且可以萝卜、西红柿、黄瓜等代替水果，少吃干枣、柿饼等。黄豆芽、绿豆芽、麦芽、糠皮、豌豆苗、花生、各种豆类、鲜果、新鲜蔬菜中富含维生素 B_1（硫胺素）；小米，大豆，干酵母，豆瓣酱，绿叶菜，动物肉、乳、肝及禽蛋含较多维生素 B_2（核黄素）；豆类，新鲜绿色蔬菜，动物肝、肾、肉和酵母中含维生素 B_6 及泛酸、烟酸较多。

爱心提示

大量研究表明，烹调方法会影响食物中 B 族维生素的含量。例如，用急火清蒸时维生素 B_1 损失约 45%，而快炒时仅损失 13%。因此制作荤菜时尽可能采用急火快炒的方法。淘米时搓洗可使大米中的 B 族维生素损失约 1/4，米饭先煮后蒸可使 B 族维生素损失 50%，煮稀饭加碱会使 B 族维生素全部破坏。煎炸时，食物中的维生素 B_1 几乎全部破坏，而且将脂肪物质煎炸时会出现具有致癌作用的烃类。所以上述制作方法均应避免。

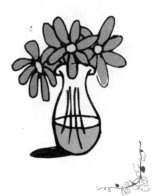

脂肪肝与矿物质失调有关

人体所含各种元素中，除碳、氢、氧、氮主要以有机化合物形式存在外，其他各种元素无论含量多少统称为矿物质，矿物质又称无机盐。食疗专家说，虽然矿物质在人体中仅占 3.5%，但它在生命过程中起的作用却是不可估量的。因为宇宙间的一切的物质，无论是有生命的，还是无生命的，都是由元素参与构成的，尤其是矿物质，它参与人体组织构成和功能的形成，是人体生命活动的物质基础。人体内约有 50 多种矿物质，我们经常提起的人体所需的矿物质有钙、镁、钠、钾、磷、硫、氯、铁、铜、锌等，而这些矿物质的功能各不相同，在人体内有不同的作用。目前研究较多并认为可能与脂肪代谢有关的矿物质元素有以下几种。

宜补钙

钙有助于降低血液中的胆固醇，防止心脏病的发作。科学家研究表明，高钙食品能帮助正常人每天多排除饱和脂肪酸，使胆固醇总量下降，亦使俗称的"坏"的低密度脂蛋白胆固醇下降，同时"好"的高密度脂蛋白胆固醇仍可维持较好的水平。

食疗专家提倡补钙应以食补为主，生活中调整膳食结构，这是消除钙缺乏最有效途径。钙的食物来源以乳制品为最好，乳制品不但钙含量多，而且人体容易吸收利用。当膳食中的钙不能满足机体需要，引起中度和严重缺钙时才需要服用含钙药物和钙制剂。成年人不分性别每天钙的标准摄入量为800毫克，孕妇为1000~1500毫克（表1）。

表1　常见食物的含钙量

单位：毫克/100克

名称	含钙量	名称	含钙量
牛奶	100	葱	95
冬苋菜	230	蒜	65
小白菜	159	豌豆（带荚）	102
马铃薯	143	大白菜	67
芹菜	181	蒜苗	105
茼蒿	108	小白萝卜	49
芋头	73	韭菜	105

宜补锌

锌对机体代谢起着广泛的调节作用。大量研究证明，缺锌可引起血脂代谢异常。实验还表明，对缺锌大鼠进行适量补锌15天，血脂指标能完全恢复正常。这充分说明补锌是防治脂肪肝的有效方法之一。锌在自然界广泛存在，主要存在于海味及肉类食物中，一般含蛋白质较高的食物其含锌量都较高，如肉类、猪肝、家禽，在海产品中含量更高，如牡蛎、海蟹，在田螺、黄鳝中含量也不低。植物性食物不但含锌量较低，吸收率也差，并容易受到加工的影响。豆类如黄豆、绿豆和赤豆及坚果都含有一定量的锌。人的初乳锌含量较高，以后逐渐减少。当然，脂肪肝患者也可在医生的指导下补充适量的锌制剂（表2）。

表2 常见食物的含锌量

单位：毫克/100克

名　称	含锌量	名　称	含锌量
牡　蛎	9.39	鸡　肝	3.46
蟹　类	3.3~5.5	鸡　肉	1.28
鲜贝类	2.1~11.6	猪　肝	5.78
鳟　鱼	4.3	猪肉（肥瘦）	0.8~2.3
泥　鳅	2.76	猪肉（瘦）	2.99
鳝　鱼	1.9	牛肉（瘦）	3.71
盐水鸭	6.91	牛肉干	7.26
鸭　肝	3.5	羊　肝	3.45
鸡蛋黄	3.79	羊肉（瘦）	3.22

宜适量补充锰

锰为一切生物和人体代谢必需的微量元素，其总含量在人体内虽然较小，可是在人体中却起着不可忽视的作用。除此之外，锰还分布在体内各组织中，以骨骼、肝、脾、胰中最多。锰对人体的生长发育、繁殖、内分泌、神经、骨骼、造血、心血管系统均有重要的作用。一旦缺锰，细胞及机体将加速衰老过程，所以人们将锰称为与长寿有关的元素。缺锰还会引起葡萄糖耐量降低及脂质代谢异常。所以脂肪肝患者如果缺锰，则不利于肝内过量脂肪的消除，适量补充锰不妨多食以下含锰丰富的食物（表3）。

表3　常见食物的含锰量

单位：毫克 /100 克

名　称	含锰量	名　称	含锰量
麸　皮	10.85	黄　豆	2.26
荞　麦	2.04	生　姜	3.20
小　麦	3.49	大　蒜	2.50
燕麦片	3.36	金针菜	1.21
豆腐皮	3.51	扁　豆	1.19
腐　竹	2.55	韭　菜	0.43

脂肪肝患者饮水宜与忌

水是有机体生理、生化活动的基础性物质，一切细胞、组织、器官的活动都必须依靠水这一基本要素。如果长期

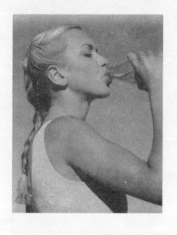

缺水，人体各种脏器的代谢和功能都将出现衰退，尤其是心血管系统功能的衰退更明显。首先，体内长期缺水，血量减少，血流速减慢，血液黏稠度增加，容易形成血栓。尤其是当心脏、大脑供血量不足时，可引起供氧不足，容易出现心脏、大脑缺氧而导致冠心病、中风。其次，缺水会造成血液循环功能降低，使机体的排泄功能减退，体内代谢产物堆积，容易使机体发生酸中毒。当机体内环境的平衡稳定被破坏时，就会引起其他疾病，加快机体的全面衰退。对于脂肪肝患者而言，水的意义亦是如此。科学补水是一门必修的学问。

忌喝水不足

对脂肪肝患者来说，每日摄入适量的水是调整体重、促进体内脂肪代谢的关键。其原因是，如果体内摄入的水不够多，肾的功能就不能充分发挥而且补水不足，肝脏处理有毒物质的功能和对脂肪的代谢功能就要受到影响。当摄入足够的水时，肾脏和肝脏就能充分地各司其职，于是体内脂肪就会被肝脏充分代谢。一般来说，成人每日饮水量应为 2000 毫升，老年人需饮水 1500 毫升。

需要指出的是，不要一次饮水过多，以免给消化道和肾脏造成很大负担，而应均衡饮用。饮水的最佳选择是白开水、矿泉水和净化水，而纯净水和饮料对健康并无多大益处。当然，适当饮用菊花茶、绿茶等，也有益于体液循环，及时清除体内毒物，并有降血脂和健身美容等作用。

夜间宜补水

脂肪肝患者大都有不同程度的动脉粥样硬化等心血管疾病。夜间缺水会使血液黏稠度升高，血小板凝聚力增大，使原来就有粥样硬化的血管更易产生栓塞。当栓子脱落阻塞在脑动脉时，便会发生缺血性中风。国外学者对男性老年人进行分组研究，一组半夜起来喝250毫升白开水，另一组一觉睡到天亮，然后分别测定他们的血液黏稠度。结果发现，喝水的一组人的血液黏稠度明显降低。由于补水有助于降低血液黏稠度，所以建议脂肪肝患者在夜间喝一杯白开水，可有效预防缺血性中风的发生。

睡前宜补水

许多脂肪肝患者由于不愿夜间起床小便，所以有意在晚餐时不喝汤，或晚餐后不喝水。据专家研究，睡前不饮水可导致血浆浓缩、血液黏稠度升高，从而可促进体内血栓形成。对于老年人或患心脑血管缺血性疾病的人，睡前饮一杯水，有助于预防致死性梗死。其实老年人膀胱萎缩，容量减少，不饮水仍需起床排尿。

起床后宜补水

脂肪肝病患者早晨起床后，首先饮一杯水（200毫升左右），可及时稀释过稠的血液，促进血液流动，有预防脑血栓、心肌梗死等疾患发生的作用。当天气炎热或饮食过咸时，更应多喝些水，这既可补充流失的水分，也可将体内的过多的钠离子、废物及时排出体外，防止体内环境酸性化而损害身体健康。

宜喝磁化水

磁化水是通过模拟地球磁场剧变而提高水的能态制成的水。它通过磁场的能量来打破长链水分子团，提高水的活性和能态以及水对营养素的输送能力。据医学文献报道，磁化水对一些慢性病有较好的防治作用。长期饮用磁化水

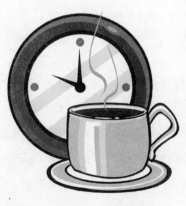

对甲状腺功能失调、脂肪肝等数十种棘手的病症有较为明显的医疗作用；这种水还有软化心、脑血管，防治胆、肾结石的作用。一些科学家认为，磁化水之所以能防治许多疾病，是因为人体本身就是一个

磁体，其中氢一端带正电荷，氧一端带负电荷，根据正负相吸原理，许多水分子就会首尾相吸，形成庞大的"分子团"，这种大分子团会减弱水分子的生物活性。在未经处理的普通水中，这种大分子团较多，而有活性的水分子团很少。普通水经过磁场作用后，冲破了原先聚合的大分子团，使它们变成了许多有活性的小分子团。

脂肪肝患者食用脂类宜与忌

脂类是脂肪、类脂的总称。脂肪又称脂质，我们在饮食中摄取的脂肪，其实包括油和脂两类。一般把常温下是液体的称作油，如菜子油、大豆油、花生油等；而把常温下是固体的称作脂，如羊油、牛油、猪油等。并不是所有植物脂肪都是油，如椰子油就是脂；并不是所有动物脂肪都是脂，如鱼油便是油。在结构上脂肪是由甘油和脂肪酸组成的三酰甘油，其中甘油的分子比较简单，而脂肪酸的种类和长短却不相同，因此脂肪的性质和特点主要取决于脂肪酸。自然界有40多种脂肪酸，不同食物中的脂肪所含有的脂肪酸种类和含量不一样。脂肪酸分饱和脂肪酸和不饱和脂肪酸。不饱和脂肪酸按其双键数目的不同分为单不饱和脂肪酸和多不饱和脂肪酸。习惯上将含2个或2个以上双键的脂肪酸称为不饱和脂肪酸，因此三酰甘油中的三脂肪酸是一个总称。三酰甘油即谓之脂肪或中性脂肪，在食物中占脂类的98%。脂肪不分为有益和无益，只要适量吸收，所有养分都是人体需要的。

宜补卵磷脂

卵磷脂是近年新兴的保健品，被称为血管的"清道夫"，具有乳化分解油脂的作用，可增进血液循环，改善血清脂质，清除过氧化物，使血液中的胆固醇及中性脂肪含量降低，减少脂肪在血管内壁的滞留时间，促进粥样硬化斑的消散，防止由胆固醇引起的血管内膜损伤。在20世纪60年代，食疗专家在进一步的研究中证实，卵磷脂可预防和治疗动脉硬化，对脂肪肝患者的健康有积极作用。但同时指出，卵磷脂作为一种功能性的健康食品，虽然不是立即见效，但有着全面、长远、稳定的效果，同时又没有药物的副作用，适合于脂肪肝患者使用。

宜补深海鱼油

深海鱼油的主要成分是DHA和EPA，具有降低胆固醇，预防心血管疾病，预防血栓形成、动脉硬化和脂肪肝，降低血液黏稠度，促进血液循环，消除疲劳，缓解痛风和风湿性关节炎等功能。DHA和EPA是大脑、神经细胞及人体防御系统的重要组成部分，具有健脑益智、延缓衰老的功效。爱斯基摩人生活在北极，他们常年的主要食物是鱼肉和鱼油，据说他们的胆固醇都不高，而且患脂肪肝、冠心病的几率也极小。所以脂肪肝患者可以适当服用深海鱼油。

宜低脂饮食

什么是低脂饮食呢？即进食含脂类物质尤其是三酰甘油、胆固醇较少的食物,这种结构的饮食被称之为低脂饮食。生活中强调低脂饮食是针对一些特殊的群体。例如中老年人群及脂肪肝患者血中三酰甘油、胆固醇已超过正常需要量, 若想尽可能减轻脂肪肝对机体的危害, 就必须调整膳食结构, 选择低脂饮食。目前市场上的一些无脂食品并不意味着此食品不含能量。一般来说脂类含量低或不含脂类的食品, 其碳水化合物的比重也相应会高一些。多吃碳水化合物后产生的多余热量也会促使机体合成脂肪。因此就算有些食品标签上说的是"无脂", 也不可以随意吃。

宜重视食用油的质和量

正常人脂肪摄入量约占总热量的 30%, 其中饱和脂肪酸、单或多不饱和脂肪酸应各占 1/3。植物油主要含不饱和脂肪酸; 富含单不饱和脂肪酸的有橄榄油、菜子油和茶油; 富含多不饱和脂肪酸的有豆油、花生油和芝麻油。适量食用植物油皆有益于健康。宜于脂肪肝患者的食用油具体如下。

（1）玉米油：玉米油不饱和脂肪酸高达 80% 以上, 其中 50% 是亚油酸, 吸收率非常高, 是高血压病、高脂血症、高胆固醇症、冠心病和肥胖症患者的理想食用油。因为亚油酸有延缓人体衰老的功效，可降低人体内胆固醇的含量，增强人体肌肉和心脏、血管系统的机能，提高机体的抵抗能力，是一种胆固醇吸收的抑制剂。

（2）花生油：食用花生油，可使肝内的胆固醇分解为胆汁酸，促使其排泄增强。花生油不仅能降低胆固醇，还能预防中、老年人动脉粥样硬化和冠心病的发生。临床应用表明，花生油对高脂血症、冠心病、动脉硬化症、高血压病等病症，均有良好的治疗效果，其降低胆固醇的作用也较明显。这是因为花生油含不饱和脂肪酸80%以上（其中含油酸41.2%，亚油酸37.6%），另外还含有软脂酸、硬脂酸和花生酸等饱和脂肪酸19.9%，可使人体内胆固醇分解为胆汁酸并排出体外，从而降低血浆中胆固醇的含量。

（3）豆油：大豆油中含棕榈酸、硬脂酸、花生酸、油酸、亚油酸、亚麻油酸，是脂肪酸构成较好的油，有显著降低血清胆固醇含量、预防脂肪肝的功效。大豆中还含有多量的维生素E、维生素D以及丰富的卵磷脂，对人体健康均非常有益。

（4）米糠油：米糠油中的油酸和亚油酸的比例为1：1，这样的油脂具有较高的营养价值。另外由于米糠油中不仅含有大量的亚油酸等不饱和脂肪酸，还含有丰富的维生素、磷脂，可降低血中低密度胆固醇的浓度，使高密度胆固醇上升。有资料表明，食用米糠油一段时间后人体血清胆固醇能明显降低。

脂肪肝患者补充蛋白质宜与忌

充足的蛋白质可以保护肝细胞，能够增强机体的抵抗力，促进肝细胞再生与恢复，防治贫血、浮肿的发生。因此，对于缺乏有效蛋白质的脂肪肝患者，可选用含有蛋白质的食物进行补充。但应注意，在肝衰竭，或者出现肝性脑病时，则应限制蛋白质的摄入，以免加重病重情。现主张在总热量一定的情况下，给予脂肪肝患者高蛋白、低脂肪、适量糖类的膳食。即蛋白质占总热量的15%~20%，其中1/3以上为动物蛋白；脂肪占25%~30%（包括食物中所含脂肪及烹调油在内），糖类占50%~60%。计算时首先安排蛋白质和脂肪的量，最后用糖类补足每日所需的总热量。

正常人每天每千克体重需蛋白质1~1.2克，占总热量的10%~15%。豆类及豆制品等植物蛋白生物利用率低，应以富含必需氨基酸的动物蛋白为主，如鱼类、瘦肉（特别是兔肉、牛肉）、牛奶、鸡蛋清等。蛋白质摄入不足可加剧肝内脂肪沉积，而高

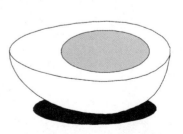

蛋白饮食可增加脂蛋白合成，有利于将脂肪运出肝脏，减轻脂肪肝。因此，脂肪肝患者每日蛋白质摄入量不应低于60克，素食者每日植物蛋白摄入量不低于80克。但是，糖尿病性脂肪肝兼有肾病的患者，蛋白质摄入量不宜过高。

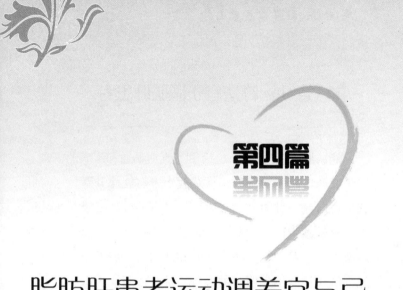

第四篇

脂肪肝患者运动调养宜与忌

运动治疗法宜于脂肪肝患者

脂肪肝患者适当运动,有利于气血畅通和疾病的恢复。因为脂肪肝患者运动时,横膈膜上下有规律升降,这对肝脏来说起到一种柔和的按摩作用,有助排除瘀滞。运动还可以有效减少内脏脂肪、改善胰岛素抵抗,进而减少肝内脂肪沉积。对有转氨酶轻度升高的脂肪肝患者而言,绝对地强调休息并不是明智的做法,唯有适当加强锻炼才能促进肝功能的好转。无严重合并症的脂肪肝患者均可适量参加一般体育运动,但需在医生指导下进行。运动疗法最有

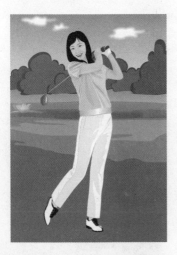

效的病例是伴有胰岛素抵抗和体重超重的脂肪肝患者。在肥胖症、2型糖尿病、高脂血症等所致的营养过剩型脂肪肝以及肝炎后脂肪肝的治疗手段中,运动的重要性仅次于饮食控制。因为单纯进行饮食控制时,机体的基础代谢率降低,能量消耗减少,而辅以运动则可使能量

消耗增加，促使更多的脂肪分解和糖被利用。同时，还可减少单纯低热量饮食造成的机体蛋白质丢失，使机体的构成发生有益的变化，且在增强形体美的同时增强了体质，有助于控制血糖、降低血脂和血压，促进肝内脂肪沉积消退。

运动治疗脂肪肝的原则

脂肪肝患者若长期缺乏一定量的运动，又不注意饮食营养，将使组织器官功能下降，引发众多疾病，给机体带来各种不利的影响。

一方面，运动不足可引起基础肌肉废用性萎缩和呼吸循环功能低下。肌肉废用性萎缩可引起相关肌肉变得脆弱，肌力下降。由于颈部和腹部、腰部、腰背部以及大腿部的肌肉在维持姿势上起重要作用，故一旦这些支持身体的肌群的肌力降低，它们为了维持姿势而被迫过度紧张，从而导致肩酸痛、腰痛、膝关节痛等症状。而呼吸循环功能低下时，即使在轻微劳动也会发生心悸和呼吸困难等，从而出现身体不适。

另一方面，运动减少可引起能量消耗减少，加之相对过食，可引起肥胖从而进一步加重脂肪肝，尤其是内脏性肥胖和胰岛素抵抗，一些有遗传背景者可发展为 2 型糖尿病、高血压病以及动脉粥样硬化。大量事实表明，运动治疗法对于促进由肥胖、糖尿病、高脂血症等所致的营养过剩性脂肪肝的消退尤其重要，且可防治其并存的胰岛素抵抗和高血压病，减少动脉粥样硬化和心脑突发事件的发生。那么脂肪肝患者该如何运动呢？运动中该掌握什么原则呢？关键是要本着量力而行、循序渐进的原则，并进行自我监测，按照医生开具的运动处方来进行运动。大量事实也证明，适当的、科学的运动对脂肪肝的治疗是有益的。

🌳 运动宜适度不疲

脂肪肝患者的适度运动尤为重要，脂肪肝患者要注意掌握运动量的大小，尤其是体质较差的人更要注意。运动量太小则达不到锻炼的目的，起不到健身作用；运动量过大则可能超过了机体的耐受程度，反而会使身体因过度疲劳而受损。因此，运动强调适度不疲，循序渐进，不可急于求成。操之过急，往往欲速而不达。若运动后食欲减退，头昏头痛，自觉劳累汗多，精神倦怠，说明运动量过大，超过了机体耐受的限度，会使身体因过劳而受损。那么，运动量怎样掌握才算合适呢？一般来说，以每次锻炼后感觉不到过度疲劳为适宜。

🌳 运动宜动静结合

脂肪肝患者不能因为强调动而忘了静，要动静兼修，动静适宜。运动时，一切顺乎自然，进行自然调息、调心，神态从容，摒弃杂念，神形兼顾，内外俱练，动于外而静于内，动主形而静主养神。这样，在锻炼过程中内练精神，外练形体，使内外和谐，体现出"由动入静""静中有动""以静制动""动静结合"的整体思想。太极拳是脂肪肝患者动静结合的最佳运动方式之一。

运动宜有张有弛

脂肪肝患者运动锻炼，并非是要持久不停地运动，而是要有劳有逸、有张有弛，才能达到养生的目的。因此，紧张有力的运动，要与放松、调息等休息运动相交替。长时间运动，应注意有适当的休息，否则会影响运动效率，使运动不协调，精神不振作，甚至于养生健身不利。为健康而进行的锻炼，应当是轻松愉快的、容易做到的、充满乐趣和丰富多彩的，人们才愿意坚持实行，即"运动应当在顺乎自然的方式下进行"。在健身方面，疲劳和痛苦都是不必要的，要轻轻松松地逐渐增加活动量。

运动宜因人而异

对于大多数脂肪肝患者来说，由于肌肉力量减退，神经系统反应变慢，协调能力变差，宜选择动作缓慢柔和、肌肉协调放松、全身能得到活动的运动，像步行、太极拳、慢跑等。另外，由于每个人工作性质不同，所选择的运动项目亦应有别，如售货员、理发员、厨师因长时间站立，易发生下肢静脉曲张，在运动时不要多跑多跳，应仰卧抬腿；

经常伏案工作者，要选择一些扩胸、伸腰、仰头的运动项目，又由于用眼较多，还应开展望远活动。运动因人而异是运动的基本原则之一。

运动宜长久坚持

　　轻微而短暂的运动对脂肪肝、高胆固醇血症以及肥胖患者不能达到治疗的目的。只有达到一定的运动量，对血清脂质才能产生有益的作用并减轻肥胖患者的体重。也就是说，脂肪肝患者运动锻炼并非一朝一夕之事，贵在坚持，只有持之以恒、坚持不懈地进行适宜的运动，才能收到健身的效果。运动锻炼不仅是形体的锻炼，也是意志和毅力的锻炼。人贵有志，学贵有恒，做任何事情，要想取得成效，没有恒心是不行的。古人云："冰冻三尺，非一日之寒"，说的就是这个道理。这就说明，锻炼身体要经常而不间断，三天打鱼两天晒网是不会达到锻炼的目的的。

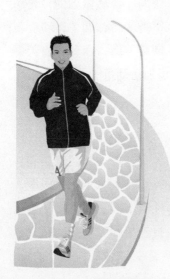

运动宜有规律

　　医学专家经过长期的研究证明，规律性的有氧活动（如慢跑、走路、游泳、登楼梯等）是预防与治疗脂肪

肝的有效方法。就脂肪肝患者治疗恢复而言，每周保持 3
次运动，才可以称得上是规律性的运动；而对于工作紧张
或是经常出差的脂肪肝患者，每周至少应有 1~2 次的规律
性运动。为了能够长期地保持规律性的运动，可以计划一
下每周的运动时间和内容，注意不要将两次运动的时间间
隔安排得太长。只有规律性的运动能够成为一种生活方式，
才会在生理和心理上给患者带来很大的益处。

脂肪肝伴转氨酶轻度升高者忌不运动

临床上，大约有 10% 的非酒精性脂肪肝患者存在血清
转氨酶增高，这种情况与急性脂肪肝不同。非酒精性脂肪
肝患者无需休息和加强营养，亦不必采取相关消毒和隔离
措施。然而，无论是临床医生还是家属和同事往往都要求
患者少活动、多休息，结果患者体重和腰围有增无减，血
清转氨酶异常和脂肪肝持续存在。流行病学调查表明，肥
胖性脂肪肝伴有转氨酶升高与饮食结构西化和多坐少动的
生活方式关系密切，因而在节
制饮食的同时，每周坚持 150
分钟以上中等量的有氧运动是
比较有效的治疗措施。因此，
脂肪肝伴有转氨酶轻度升高的
患者非但不要多休息，反而需
要适当增强锻炼。

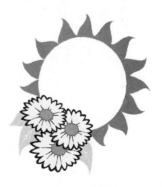

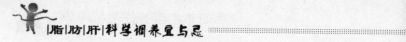

不宜参加运动的脂肪肝患者

虽然运动对营养过剩性脂肪肝患者可产生良好影响，但并非所有脂肪肝患者都适宜参加体育运动。伴有恶性营养不良、蛋白质热量营养不足、行胃肠外营养、甲状腺功能亢进和肺结核等全身消耗性疾病，以及药物、酒精和毒物所致的脂肪肝，过多运动会成为代谢的干扰因素。妊娠脂肪肝也应限制活动，增加卧床休息的时间。具体来说，脂肪肝患者合并下列疾病时应禁止运动。

（1）急性心肌梗死急性期。

（2）不稳定性心绞痛。

（3）充血性心力衰竭。

（4）严重的心律失常。

（5）重度高血压。

（6）严重糖尿病。

（7）肝肾功能不全。

脂肪肝患者运动准备宜与忌

脂肪肝患者运动锻炼前充分了解保健须知是非常重要的。有些爱好运动的脂肪肝患者就是由于不重视锻炼前的准备活动而导致各种意想不到的情况发生，不仅影响锻炼效果，而且影响锻炼兴趣，对运动活动产生畏惧感。因此，每个脂肪肝患者在每次锻炼前都必须按照保健须知的要求做好有关的活动，同时应制订运动处方。所谓运动处方，其完整概念可以概括为："根据医学检查资料，按其健康、体力以及心血管功能状况，结合生活环境条件和运动爱好等个人特点，用处方的形式规定适当的运动种类、时间和频率，并指出运动中的注意事项，以便有计划地进行经常性锻炼，达到健身或治病的目的。"运动处方是由世界卫生组织（WHO）提出并得到国际公认的一种健身方式，是指导人们有目的、有计划地进行科学运动锻炼的重要手段。运动处方一般分为治疗性、预防性和健身健美性三种。其中，治疗性运动处方最好由专业医师或体疗师制订；后两种的主要目的是增强体质、预防疾病、提高健康水平和运动能力，脂肪肝患者可以根据自身的体质和健康状况自行设计。

适于脂肪肝患者的最佳运动项目

以锻炼全身体力和耐力为目标的全身性的、有一定强度的动态运动，即有氧运动，如慢跑、中快速步行（115~125步/分钟）、骑自行车、上下楼梯、爬坡、打羽毛球、踢毽子、拍皮球、跳舞、广播体操、跳绳和游泳等是脂肪肝患者运动治疗的首选项目。这些运动项目可使人体交感神经兴奋，血浆胰岛素减少，而儿茶酚胺、胰高血糖素和生长激素分泌增加，抑制三酰甘油的合成，并促进脂肪分解。一些以无氧代谢为特征的静力运动项目以及局部锻炼，如举重、单杠、双杠、柔道等，虽然也增加机体能量的消耗但却使糖酵解增加，肌糖原的消耗和乳酸生成增多，使血糖降低，导致食欲亢进，使游离脂肪酸的消耗受阻。因此，这些运动项目治疗脂肪肝的效果远不如全身有氧运动好。

另外，脂肪肝患者应根据自己的爱好、原有的运动基础、肥胖程度、体质、居住环境以及年龄等因素，选择不同类型的有氧运动项目。运动的种类要尽可能不需要特殊技术和器械，不论在什么地方、什么时间都能实施；运动强度不宜过强，

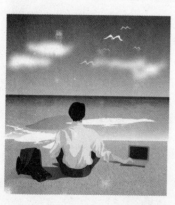

以调节、有利身体健康为宜。专家认为，脂肪肝患者最好的运动是步行，因为步行自始至终是有氧运动，且最符合人体生理解剖特点。而且有研究表明，在相同的速度和距离上，跑步的减肥作用比步行差。

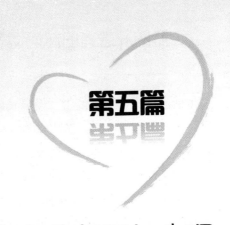

第五篇

脂肪肝患者的起居与心理
调养宜与忌

脂肪肝患者的起居调养宜与忌

生活起居与疾病的发生、发展及预后有着十分密切的关系。科学的生活方式对健康具有非常好的保健作用，同时能够提高其他疗法的治疗效果。起居调摄主要指对日常生活中各个方面进行科学安排及采取一系列健身措施，以达到祛病强身、益寿延年的目的。它所包含的内容很多，衣食住行、站立坐卧、劳逸动静等养生措施都属起居调摄范畴。起居调养是要寓健康长寿于日常生活之中，在生活起居中把握防病治病的真谛，通过自然的方法来达到防病治病的目的。脂肪肝患者起居应注意以下几点。

忌快速过度减肥

过度减肥会导致人体营养缺失或者营养失衡，进而导致人体重要脏器细胞营养素流失，引起肝脏代谢紊乱，不能正常代谢，造成肝内脂肪堆积，进而引发脂肪肝，加重肝病。

脂肪肝流行病学调查显示，随着体重指数的升高，脂肪肝的发病率有明显的上升趋势，在超重和肥胖人群中的患病率分别为 38.5% 和 60.6%。有些肥胖者担心发病，就拼命减肥。超重者减肥本是很正常的事情，但有些人盲目追求减肥速度。一些人就迎合这种心理，提出"一月减10斤"的说法。殊不知，减肥过快对肝脏的损害很大。如果1个月减掉10斤，不管是通过节食、运动还是吃减肥药，都会引起肝细胞脂肪样变性或空泡样变性，最终损害肝脏。一般来说，一个月减1~2斤是比较合适的做法。

🌳 保持大便通畅

大便经常秘结不通，排便时间延长，或有便意但排便困难者称便秘。便秘的发生，主要是由于大肠传导功能失常，粪便在肠内停留时间过长，水分被吸收，从而使粪便过于干燥、坚硬所致。另外，若膳食中纤维质太多，会引起痉挛性便秘，肠道部分或全部阻塞，发生阻塞性便秘；若食物中缺少粗纤维质，新鲜蔬菜和水果进食量太少，饮水不足，脂肪量不够，又可导致无力性便秘。

便秘对脂肪肝患者极为不利。因为粪便在肠道内滞留时间过长，有害物质的产生和吸收就会增加，给肝脏解毒功能增加了负担，同时对肝细胞也会造成损害。过多的毒素还能通过血液进入大脑，损害中枢神经系统，这是肝硬化患者易发生肝性脑病的原因之一。因此，脂肪肝患者应适量进食一些富含纤维素的食物，如芹菜等，养成良好生活习惯，保持大便通畅。必要时，可用乳果糖、大黄苏打片帮助排便。冰糖炖香蕉是民间常采用的通便治疗法：取香蕉2只去皮放入盘中，加冰糖适量，隔水蒸透，每日服2次，连服 7 日即可，具有清热润燥、润肠通便的功效。此方适用于脂肪肝患者防治便秘，因为香蕉性寒，因此需要蒸熟使用。

宜注意性生活的影响

脂肪肝可引起内分泌严重紊乱，从而可明显影响性功能。由于肝脏对雌激素的灭活作用减弱，雌激素经胆汁排泄减少，故血中雌激素含量增高，雄激素含量相对降低。雌激素与雄激素的比例失调，对于男性而言，可引起性欲减退及阳痿。医学专家通过观察发现，脂肪肝和肝硬化患者性欲减退、阳痿现象是较为普遍的。所以说，脂肪肝患者过度纵欲不仅耗伤元气，损害肝肾，产生诸如疲倦、腰酸腿软、食欲不振、头晕耳鸣、失眠健忘等并发症，而且对于肝功基础本来较差的患者来说，还可以诱发新的疾病，给患者造成心理上的更大负担，加重肝病的程度。一般来说当谷丙转氨酶显著升高、全身乏力时应禁止任何性活动，包括自慰行为。因为有资料证明，一次性生活付出的能量，相当于参加 100 米短跑比赛消耗的能量。这样大的体力消耗，对于需要休息的脂肪肝患者是极为不利的。恢复期患者可有节制地进行夫妻性生活，但不宜过频，时间也不宜过长，以次日不感疲劳为度。脂肪肝及肝硬化患者受病情影响，一般性欲都比较淡漠，此时不应勉强，而应顺其自然，当肝病获得控制后，性功能可相应改善。患脂肪肝的妇女应避免服用避孕药，因避孕药中的雌激素必须在肝脏内分解灭活，这样会加重肝脏负担。

科学睡眠有利于脂肪肝的恢复

充足良好的睡眠是保证脂肪肝患者心身健康的重要因素。睡眠是一种生理需要，是大脑活动的休整期，合理的睡眠是身体健康的一个保证。虽说不同的人其睡眠时间存在着明显个体差异，但都以醒来全身舒适、疲劳消除、精力恢复为准，并根据季节进行有规律地调节：春夏迟睡早起，秋时早睡早起，冬日早睡迟起，每天睡眠一般不少于8小时。除此以外脂肪肝患者还要注意以下几点睡眠的宜与忌。

宜注意睡眠姿势

肝脏的营养与患者睡眠的姿势密切相关。因为肝脏位于膈下腹腔右上部，如患者睡眠向左侧，肝脏位于腹部动脉的上方，动脉中的血液必须"爬陡坡"上行到肝脏；如患者平卧，肝脏的位置也稍高于腹腔动脉。这两种卧位对肝脏疾病的恢复都不利。因此，脂肪肝

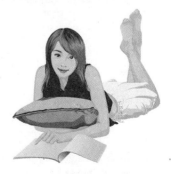

患者睡眠宜取右侧位，肝脏位于腹腔动脉的下方，动脉血就沿"下坡"流向肝脏，有利于脂肪肝的早日康复。

🌳 应有合适而适度的睡眠

临床观察发现，多数脂肪肝患者伴有失眠、情绪不稳定、倦怠、乏力等症状。因此，对于脂肪肝，尤其是重度脂肪肝的治疗，应着重强调睡眠的重要性。休息能减少机体体力的消耗，而且能减少活动后的糖原分解、蛋白质分解及乳酸的产生，从而减轻肝脏的生理负担。卧床休息可以增加肝脏的血流量，使肝脏得到更多的血液、氧气及营养的供给，促进肝细胞的康复。据日本学者观察，肝脏的血流量在立位时比卧位时减少 40%；立位伴有运动时，肝血流量比卧位时减少 80%~85%。肝血流量减少，可直接影响肝脏的营养及氧气的供给。但如果对所有的肝病患者过分强调卧床休息与睡眠反而会加重患者的精神负担，影响大脑的调节功能和内脏功能的协调，也不利于机体的新陈代谢。所以脂肪肝患者的睡眠应合理而适度。

良好的心理有益于调养脂肪肝

中医认为"肝主疏泄"，主要是指肝脏具有疏畅气机、调节情志、促进胆汁分泌与疏泄、协助脾胃消化的功能。

肝的功能正常，就会心情舒畅，气机调顺；反之，怒伤肝，不良的精神刺激可影响肝的疏泄功能，导致肝气郁结、气机阻滞，出现胸胁胀痛、食少纳呆等症。包括患脂肪肝在内的肝病患者在心理上可能有很多异常，其中情感的障碍表现最为突出，而且依病情、病程的不同，表现障碍的程度也不同。对情感障碍进行疏导，不是件容易的事，主要从以下几方面对心理进行调节。

🌳 宜怡悦开怀

现代科学证实，当脂肪肝患者身心处于愉悦状态时，人体内各个系统都能以良好的秩序，出色地完成机体各部分的功能。故脂肪肝患者必须保持乐观向上的情绪，使机体各系统处于可正常工作的状态，以使种种治疗包括药物治疗达到最佳疗效。如果患者不能做到怡悦开怀，久之就会导致身体各系统的功能紊乱，不仅严重妨碍了疾病的治愈，而且可引起其他多种疾病。而心情愉快、气血通顺，就能疏肝理气、健脾和胃，增强免疫功能，大大有利于身体的健康。因此要学会善于控制调节自己的情

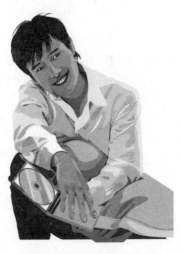

绪,自寻乐趣,遇事坦然,保持宽松的心理状态。脂肪肝病情持续时间长,反反复复是一种常态,但多数人经过几年的科学治疗后是能够康复痊愈的。

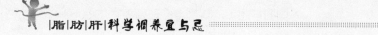

现代心理学将"笑"视作一种愉快心境或轻松情绪的体现,对改善抑郁、焦虑、恐惧等情绪状态十分有益。近年来,"笑疗"正被越来越多现代人所青睐。从现实生活中也可看出"人逢喜事精神爽,雨后青山分外明"。人在高兴、愉快、喜悦的时候,不论做什么事情都觉得称心如意;人在悲哀的时候,总是伤心流泪,感到心灰意冷,悲观绝望,看世界的一切都是灰色。一个人的心情、情绪的好坏,同疾病的发生、发展和转归变化有着十分密切的关系。临床上以笑辅助治病的案例也是不胜枚举。

宜调节情绪

现代医学证实,脂肪肝与情绪密切相关。而要保持轻松、愉快的良好情绪,就要学会调节恐惧、激动、焦虑、抑郁、悲伤、失望等不良情绪。情绪的调节包括以下方面。

(1)改善心理素质:包括提高对人自身的认识,提高对客观世界的认识和提高对人和客观世界关系的认识。

（2）提高修养水平：培养高尚的情操，树立广泛的兴趣，汲取知识，增长才干，使情感具备倾向性、稳固性、持久性和深刻性。

总之，激怒时要疏导、平静；过喜时要收敛、抑制；忧愁时宜释放、自解；思虑时应分散、消遣；悲伤时要转移、娱乐；恐惧时寻支持、帮助；惊慌时要镇定、沉着。情绪锻炼好，心理健康了，再加上身体的健康，这才算一个真正的健康人。

宜宣泄感情

利用倾诉和交谈或其他方法进行感情宣泄，心理学上称为"发泄疗法"。古人曾说："不如人意常八九，如人之意一二分"。一般来说，人的一生处于逆境的时间大大多于顺境的时间。即使是历史上的帝王将相及现代生活中的富豪、名人，都无法摆脱各自的忧伤和烦恼，更何况平常人。他们生活中的悲郁之情，更是不胜其数。中医学认为："百病皆生于气"。如果郁结的不良情绪是暂时的，机体很快可以恢复正常，但如果不良情绪过分强烈或持久，就可能造成脏腑功能失调，而引起脂肪肝。现代研究也证实，持久的不良情绪，特别是表现为烦恼、忧郁、悲伤的情绪，如果长期得不到发泄，可通过神经、内分泌系统影响机体的免疫功能，使人体对细菌、病毒及肿瘤细胞的抵抗力下降，消化系统功能紊乱，从而引起脂肪肝。所以说解除悲

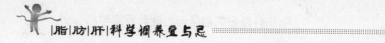

郁的最好方法是及时发泄，使人从苦恼郁结的消极心理中得以解脱，尽快恢复心理平衡。正如一位哲学家所说的："生命的潮汐因快乐而升，因痛苦而降。"

脂肪肝患者的娱乐调养方法

文化娱乐疗法是用文化娱乐活动来治疗疾病的一种方法。在古代就有用娱乐活动治病的记载。文化娱乐在疗疾治病方面有独到的作用，例如，对情绪不稳、血压升高、失眠、忧虑和焦躁等症，若应用得当，长期坚持，必有益处。对于脂肪肝患者，存在不良情绪的不在少数，可根据其爱好与身体状况选择娱乐活动项目，如唱歌、跳舞、下棋、打牌、听音乐、写诗、绘画、弹琴等，通过这些娱乐活动，增进人际关系，增加生活情趣，陶冶性情，消除紧张忧虑状态，从而达到改善脂肪肝症状的目的。

吟　诗

吟诗咏词不仅仅是对人生文学艺术的享受，而且有益于身心健康，可起到防治疾病的作用。从生理方面来说，吟诗咏词者要舒展肌体，站立姿势，腹部呼吸，准确发音，如此反复进行，达到吐故纳新的目的。从心理方面来说，脂肪肝患者通过吟诗咏词活动，可以放松情绪，抛弃杂念，集中注意力，进入诗词的美妙境界，使肌体分泌出有益的激素、神经介质等，促进血液的循环、神经细胞的兴奋和脏器的代谢活动，有益身心健康。吟诗咏词可以使人开襟散怀，荡气回肠，情绪振奋，心旷神怡，使大脑的兴奋与抑制达到相对平衡，将神经细胞调节达到最佳状态，有益身心健康。

赏　画

赏画治病的例子颇多。例如隋炀帝欣赏《梅熟季节满园春》，使烦躁症不药而愈；南北朝鄱阳王后妃见到《鄱阳王调情图》而消除了丧夫忧郁症等。据医学心理学研究表明，观画是欣赏艺术，也是审美活动，它必然引起患者的想象，而想象则能调节交感神经系统，直接促进一些有益健康的激素、酶和神经介质等物质的分泌，起到调节血液流量、增强免疫机能的作用，进而促进病体痊愈。

钓　鱼

垂钓是一种行之有效的自我精神方法。垂钓时端然静坐，使人心平气和，思想集中，对健康大有裨益。垂钓何以能疗疾呢？首先，在垂钓之处，草木葱茏，可散发出氧气、负离子和芳香物质，有益于大脑健康，增强记忆力，对哮喘、肺气肿、高血压、失眠、脂肪肝等疾病有很好的调养作用。此外，静心等候，类似于气功中的静坐，可使气血阴阳归于平衡。而当鱼儿欲上钩时，全神贯注，凝神静气，严阵以待，一旦鱼儿上钩，欢快轻松之情溢于言表，从而达到内无思虑之患、外无形疲之忧的最佳养生境界。此种境界能冲淡人们精神上的忧虑，患者处于这种精神状态中，必然有利于疾病的医治和病情的好转。

音 乐

人体的气机不畅，往往使情志忧郁，产生身体上和心理上的种种功能失调乃至器质性病变。而弹奏乐器、听音乐，可以调节大脑神经功能，使大脑的兴奋与抑制过程趋向平衡，促进消化，迅速消除疲劳而安眠，从而有益于身心健康。中医也认为，音乐可调养脏腑，宣通气血。五音应于五脏，不同的音乐，对人的情绪有不同的作用，而且对于脂肪肝、高血压、缺血性心脏病、糖尿病、神经性头痛，以及各种神经官能症的治疗，均有调养作用。

脂肪肝患者多听一些节律明快、旋律流畅的曲目，多有开畅胸怀、舒解郁闷之效，对疾病恢复大有好处。有些心理学家推荐一些名曲，认为它们在调节生理和心理方面有一定功能，并且有辅助治疗疾病的作用。如广东音乐《花好月圆》《欢乐舞曲》和外国名曲中穆索尔斯基的钢琴组曲《展览会中的图画》、泰勒曼的《餐桌音乐》、莫扎特的《嬉戏曲》等。

爱心提示

音乐疗法的基本内容分调节情志、养心益智和娱神益寿三个方面。调节情志法是通过音乐以调节情志，主要用于身心病症的防治。重点在于使人养成高雅的道德情操，乐观豁达的胸襟，开朗的性格，此乃防病抗衰、延年益寿之根本，可广泛用于各种慢性病的辅助治疗。无病者亦可以此养生保健、延年益寿。当然，要使音乐更好地发挥作用，必须因音乐内容、欣赏者本人的音乐修养及不同的病症而选择相应的乐曲，以求"辨证施治"，因人而异。尤其对于脂肪肝患者而言更是如此。

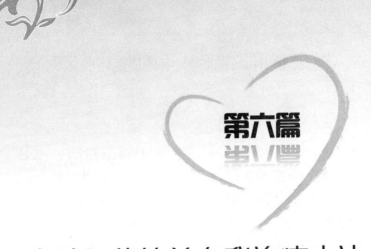

脂肪肝的简单自我治疗方法

脂肪肝患者临床用药的原则

不同脂肪肝患者病因各有不同，临床表现多样，变化较多，治疗时要根据不同类型、不同病期区别对待。慢性脂肪肝强调三分药治，七分调理；精神要愉快，生活有规律，注意合理安排饮食，反对过度补充营养而引起肥胖；除出现转氨酶显著上升时要卧床休息外，一般症状不多、转氨酶轻度升高时应适当活动。

脂肪肝在病程发展上有三个阶段，据此有的放矢治疗之。第一阶段是单纯性脂肪肝。调查显示，九成脂肪肝患者都处于这个阶段，这时是不需服药的，只要戒酒、控制

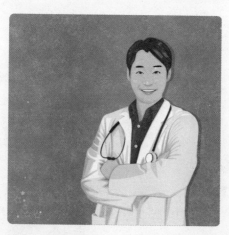

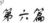

体重、适当运动、改变不良生活方式即可。比如每周至少运动3次，每次运动时保持心率在120次/分钟以上半小时，长期坚持可阻止脂肪肝进一步恶化甚至完全治愈。第二个阶段为脂肪性肝炎。这个时期是治疗的关键，通过积极的综合治疗，也是可以治愈的。第三个阶段则是肝硬化。脂肪性肝炎如果治疗不当，只需3~5年的时间，就可发展到肝硬化，就应以肝硬化而治疗之。在具体用药治疗时还应注意以下几点。

 ## 用药切忌过多过杂

脂肪肝患者用药切忌过多过杂，切勿有病乱投医，滥用药，忌换药太勤。选用活血化瘀药、抗纤维化和促进肝细胞消除脂肪药物时，一定要有医生指导。一般轻型脂肪肝预后良好，大多数通过饮食、运动可自愈，用药宜简；对重型脂肪肝要及时发现和治疗。在治疗上用药必须遵从医嘱，切不可断续用药，用药期间要定期复诊检查，以确认脂肪肝进程和药物疗效。另外慢性脂肪肝的治疗是一个长期的过程，不可操之过急，只有按时服药，并养成良好的生活习惯，运用综合性治疗方法，才能有效克制这个难治之症。

 ## 忌滥用降血脂药物

伴有或不伴有高血脂的酒精性脂肪肝，治疗的最佳选择理应是戒酒，多数无需服用降血脂药。肥胖症引起的脂肪肝及糖尿病性脂肪肝伴有高血脂时，主要应以减肥为主。血脂不高的脂肪肝患者服用降血脂药，对治疗脂肪肝没有任何意义。脂肪肝患者即使伴有高血脂症，也不要贸然使用降血脂药。这主要因为此类药多数对肝脏有一定的毒性作用，而患了脂肪肝的肝脏原本就存在脂肪代谢障碍，这无疑会加重脂肪肝。另外，医生们还观察到，长期滥用降血脂药者可发生门静脉炎、门静脉周围纤维化。

宜合理选择降血脂药物

目前西药尚无专门针对脂肪肝的药物。采用西药降脂疗法，一般对肝脏有毒害作用。当患者存在脂肪性肝炎（转氨酶升高或病理检查表明肝组织有炎症）时，可适当选用下列药物。但需要在医生的指导下使用。

（1）多烯磷脂酰胆碱（易善复）：每粒228毫克，一次1~2粒，每天3次。

（2）水飞蓟素：每粒140毫克，一次1粒，每天2~3次。

（3）维生素E：作为抗氧化剂，每天1次，100毫克。

（4）二氯乙酸二异丙胺：40毫克，每天3次。

脂肪肝伴肝功不正常以减肥疗法为主

以往有人经常误认为血清转氨酶增高就是肝炎，而肝炎则都是病毒性的、有传染性；只要转氨酶降至正常，那么即使是脂肪肝也不用害怕。为此，有人一旦发现转氨酶升高，往往就急于应用药物使转氨酶降至正常，从而恢复正常生活。对于单纯性脂肪肝伴有肝功能不正常的患者而言这种做法并不科学，因为这样可隐盖病情并放松实施基础治疗而易导致肝病恶化。流行病学调查表明，有脂肪肝的成人或是儿童，健康检查发现的转氨酶增高主要与肥胖和脂肪肝有关，这种转氨酶增高并无传染性，而减肥对此类脂肪肝有很好的疗效。有报道称，体重每降低1%，转氨酶下降8.3%；体重下降10%，增高的转氨酶基本恢复正常，伴增大的肝脏回缩，脂肪肝逆转；而体重居高不下者转氨酶往往持续升高，即使应用保肝和降酶药物也难以奏效。

脂肪肝的中医辨证治疗

脂肪肝是现代疾病中较为常见的一种病症。随着对降脂中药的深入研究和开发利用，脂肪肝的中药治疗取得了可喜进展，且临床实践证实有显著疗效。分型论治脂肪肝的发病机制以气滞血瘀为本，以肝胆湿热为标，以饮食不节、情志抑郁、肝失疏泄为诱因，以气滞于内、肝络阻塞、脾失健运、浊壅不行、气血痰瘀互结于胁下而为病。故常分为以下4型治之。

（1）气滞型脂肪肝：患者伴胁肋胀痛，肝区不适，情志抑郁，治宜疏肝解郁、行气和中。基本方如：枳壳、甘草各6克，白芍、泽泻各15克，柴胡、当归、茯苓、白术各10克。水煎服，每日1剂。

（2）血瘀型脂肪肝：患者伴肝区刺痛，舌紫暗或兼见瘀斑、瘀点，治宜疏肝养血、活血化瘀。基本方如：桃仁、川楝子、元胡、草决明各6克，五灵脂、丹参、川芎各10克，山楂15克。水煎服，每日1剂。

（3）肝经湿热型脂肪肝：兼有胁胀腹满，脘闷纳呆，舌苔腻，治宜祛湿化浊、分清畅中。基本方如：苍术、青皮各10克，厚朴、陈皮、甘草各6克，车前子、泽泻各15克，荷叶20克。水煎服，每日1剂。

（4）痰瘀型脂肪肝：患者兼见形体肥胖，肝功能异常，舌紫暗、苔腻，治宜柔肝养血、化浊消瘀。基本方如：青黛、栀子、首乌各15克，昆布、大黄各10克，茵陈、郁金各6克。水煎服，每日1剂。

在辨证分型的基础上，还应区分脂肪肝的不同性质加减用药。酒精性脂肪肝可酌加郁金、栀子、枳椇子；肥胖性脂肪肝可酌加草决明、山楂、泽泻、荷叶；糖尿病性脂肪肝应酌加生地、葛根、天花粉、沙参等；肝炎性脂肪肝应酌加贯众、重楼、茵陈、川楝子等，以除余邪、补正气，增强机体抗病能力。用中药治疗脂肪肝非三五剂可收功效，疗程应在1~3个月为宜，而且应在医生的指导下进行。

治疗脂肪肝宜选的中成药

中成药治疗脂肪肝的原则是根据"证"来决定用药，所谓"辨证论治"就是指此。通常有清热利湿、疏肝健脾、疏肝解郁、健脾调中、滋肾柔肝、健脾益气等治疗原则，虽然证型与原则不同，但只要应用得当，效果都很好。如舒肝丸、顺气丸、逍遥丸等对脂肪肝都有一定的疗效。在应用中成药治疗脂肪肝时，首先要在医生的指导下，确定相应的证型，方能取得好的疗效。在脂肪肝治疗过程中，如果能达到药与证相符，疗效会非常好，可达到事半功倍的效果。需要说明的是，虽然治疗脂肪肝的药物品种繁多，但真正明显有效者屈指可数。因而对于那些没有得到正式批准和公认有效的药物最好不用，以防止药物中毒和加重肝脏负担，反而对治疗不利。凡对肝脏有损害的药物均应慎用或禁用。另外脂肪肝患者用药一定要在专科医生指导下规范用药，用药的原则是：少而精，以安全有效为准。

舒肝丸

【组成】川楝子、延胡索（醋制）、白芍（酒炒）、片姜黄、木香、沉香、豆蔻仁、厚朴（姜制）、陈皮、枳壳（炒）、朱砂等13味。

【功效】舒肝和胃，理气止痛。用于肝郁气滞，胸胁胀满，胃脘疼痛，嘈杂呕吐，嗳气泛酸。

【用法】口服，1次1丸，1日2~3次。

【注意】孕妇慎用。

【组成】木香、砂仁、香附（醋制）、槟榔、甘草、陈皮等。

【功效】行气化湿，健脾和胃。用于湿浊阻滞气机所致的胸膈痞闷，脘腹胀痛，呕吐恶心，嗳气纳呆。

【用法】口服。每次6~9克，1日2~3次。

【注意】中气不足、胃阴亏乏者忌用。孕妇慎服。忌食生冷油腻之物。

木香顺气丸

【组成】香附、川芎、栀子、苍术、六神曲。

【功效】理气宽中，解郁消胀。适合于慢性胃炎、脂肪肝、肝炎所致的胸脘痞闷，腹中胀满，嗳气吞酸。

【用法】口服。每次6~9克，1日2~3次。

【组成】木香、砂仁、党参、白术、茯苓、甘草、半夏、陈皮。

【功效】健脾和胃，理气止痛。适合于慢性胃炎、脂肪肝、肝炎所致的胸脘胀闷，呕吐泄泻。

【用法】口服。每次6~9克，1日2~3次。

贴心提示

香砂六君子丸具有健脾和胃、增强机体免疫力、止酸、祛痰等功能。在临床应用中，香砂六君子丸对脂肪肝有较好的治疗功效。有学者在《时方新用》中，以丸改汤加减，即太子参12克、苍术12克、赤芍12克、白蔻仁（后下）10克、砂仁（后下）10克、山栀子10克、鸡骨草30克、半枝莲30克、泽泻20克、茯苓20克，每日1剂，水煎服。有人用此法治疗本病16例，随症加减连服14剂病告痊愈。此外，经临床验证，本品随证加味，可用于胃扭转等伴有脾虚肝郁者，且对脂肪肝脾气虚弱兼有肝郁气滞的患者有较好的疗效。

【组成】当归、柴胡、茯苓、白术、甘草等。

【功效】疏肝健脾，养血调经。用于肝气不舒，胸胁胀痛，头晕目眩，食欲减退、月经不调。逍遥丸对肝气郁积型脂肪肝患者尤为适宜。

【用法】口服。水丸，每日1~2次，每次6~9克；大蜜丸，每日2次，每次1丸；浓缩丸，每日3次，每次8丸；冲剂，开水冲服，每日2~3次，每次6克，或遵医嘱；合剂，每日2次，每次10~15毫升，用时摇匀；口服液，每日2次，每次10毫升。

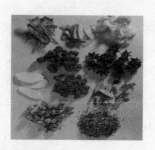

【**组成**】木香、枳实（麸炒）、砂仁、白术（麸炒）。

【**功效**】健脾开胃，行气消痞。适用于脾虚气滞，脘腹痞闷，食欲不振，大便溏软者。

【**用法**】每日2次，每次10克。

【**注意**】在服用本药期间，忌食生冷食物。

【**说明**】本成药含挥发油，经动物试验观察具有促进肠胃蠕动、固肠止泻、促进肝细胞恢复、降低胆固醇等作用。经临床实践观察，本成药对脂肪肝脾气虚弱兼有气滞的患者有较好的疗效。

香砂枳术丸

穴位贴敷治疗宜与忌

穴位敷疗法是在中医经络理论的指导下，根据穴位和药物的特点将有关的药物置于穴位局部的皮肤，或穴位浅层，或穴位深层，通过经络、穴位以及药物的药理作用，调节人体阴阳平衡，调和气血，舒经活络，补虚扶正，祛邪外出，从而达到治疗疾病目的的一门学科。穴贴疗法之

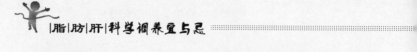

所以对脂肪肝有一定的疗效，主要是由于药物的作用和穴位刺激的作用，达到了调节人体阴阳失衡的作用，且治疗安全，很少有副作用发生，在我国民间流传甚广。中药穴贴外治是中医外治法的主要组成部分，具有简便、有效、副作用小的优点，所治疾病的范围已涉及全身各个系统，尤其在肝病临床中，穴贴能加速肝病的康复，有着广阔的前景。

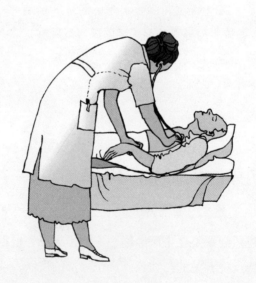

瓜蒂散肚脐外敷法

【药物】取瓜蒂（另研）、秦艽各60克，青皮、紫草、黄芩、丹参各30克，冰片（另研）0.6克。

【制法】上药均研细末后混合均匀备用。

【用法】每次取1.5~2克填脐中，外用胶布贴敷固定，每天换药1次，连用10~15次为1疗程。

【说明】药物贴肚脐防治脂肪肝是一种古老的治病方法，它是中医外治方法之一。这种治疗方法是以中医经络理论为依据，运用相应的药物敷于肚脐之上，利用药物对肚脐的刺激和药理作用，以疏通经络、加强气血运行、调整脏腑功能，从而达到治疗脂肪肝的目的。

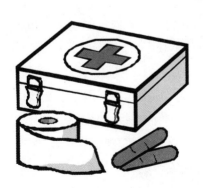

【药物】青黛、猪苓、川芎、血竭、人工牛黄共研末。

【制法】上药加镇江白醋、蜂蜜各等份调匀，涂直径 1 厘米圆型塑料薄膜上，药厚 1 毫米。

【用法】以肝俞（双）、右期门、章门等穴位贴敷，每天换药 1 次，并配中药辨证治疗，30 天为 1 疗程，用 3~6 个疗程后观察疗效。

【说明】中药穴位贴膏疗法主要是运用经络传导与皮肤透入机制，通过经络直接影响内脏患处，继而达到治疗疾病、提高药物疗效的作用。此法可作为脂肪肝治疗的辅助疗法之一。

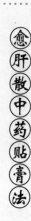

愈肝散中药贴膏法

穴位贴敷疗法注意事项

穴位贴敷疗法，一般无危险和副作用。但是，如果工作不仔细，方法掌握不当，穴位选择不准，药物用量过大，温度掌握不准，也会发生问题。因此，必须注意两点问题：一是贴药前，必须定准穴位，用温水或其他消毒液洗净，然后敷药。敷药后要注意很好地固定。使用膏剂敷贴穴位，应注意膏的软硬度，并须及时更换，以防药膏干燥，裂伤皮肤，引起疼痛或溃烂。二是在冬天严寒情况下敷贴时，要注意保暖，防止受寒。在夏季敷贴时，胶布固定后，防止因汗液浸润而致滑脱，宜用绷带固定。穴位贴药所取穴位，一穴不可连续贴药 10 次以上，以免刺激过久，引起不良后果。对于皮肤过敏的患者不能使用热敷和穴位贴敷疗法。穴位贴药固定后，一般不宜参加重体力劳动。

脂肪肝拔罐疗法宜与忌

　　拔罐疗法是指拔火罐、水罐、药罐的治疗方法。临床最常用的是拔火罐法，即运用特殊的玻璃罐或陶罐、竹罐，借助热力，排除罐内空气，以使罐内形成负压，吸附在皮肤或穴位上，引起皮肤充血或瘀血的治疗方法。拔罐后除留罐外，尚可在火罐吸着后，立即拔下，再闪火再吸、再拔，反复多次，称闪罐；若待火罐吸着后，一手扶住罐体，用力上下左右慢慢来回推动，称走罐，用于面积较大的部位；若患处皮肤消毒后，先用梅花针叩打或用三棱针浅刺出血，再行拔罐，留置 10 分钟后，起罐消毒皮肤，称刺血拔罐。

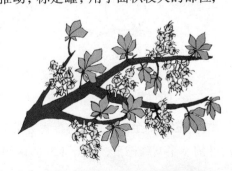

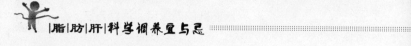

常用火罐吸拔方法

利用燃烧时火焰的热力，排去空气，使罐内形成负压，将罐吸着在皮肤上，有下列几种方法。

（1）投火法（图1）：用小纸条点燃后，投入罐内，不等纸条烧完，迅速将罐罩在应拔的部位上，这样纸条未燃的一端向下，可避免烫伤皮肤。

（2）闪火法（图2）：先用干净毛巾，蘸热水将拔罐部位擦洗干净，然后用镊子镊紧棉球稍蘸酒精，火柴燃着，用闪火法，往玻璃火罐里一闪，迅速将罐子扣在皮肤上。

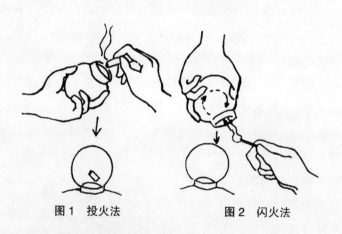

图1 投火法　　　　　图2 闪火法

● 脂肪肝拔罐常用处方一

主穴　至阳（第7胸椎棘突下）、中脘（脐上4寸）、肝俞（第9胸椎下，旁开1.5寸）、胆俞（第10胸椎下，旁开 1.5 寸)、脾俞(第 11 胸椎下,旁开 1.5 寸)(图 3)。

方法

(1)取上穴,采用刺络罐法,先用三棱针点刺各穴,然后用闪火法将罐吸拔在点刺穴位上,留罐 5~10 分钟,每日 1 次。

(2)在膈俞至肾俞段进行挑刺走罐(图 4),即拔罐前,先在罐口及应推部位涂一些润滑剂,如水、香皂水、酒类、油乳。罐具吸住后,用手扶住罐底,用力在应拔部位上下来回推拉,将罐具前进方向的半边略提起,以另半边着力来回推拉,待皮肤潮红出现瘀点后,用三棱针挑刺明显的瘀点,然后在针挑部用三棱针挑刺明显的瘀点,再在针挑部用闪火法,将罐吸拔在点刺部位,留罐 5~10 分钟,隔日 1 次。

主治 脂肪肝。

注意 拔罐后涂抹少量消炎膏,以防感染。

● **脂肪肝拔罐常用处方二**

主穴 肝俞、期门(乳头直下,第 6 肋间隙)、胃俞(第 12 胸椎下,旁开 1.5 寸)、身柱(第 3 胸椎棘突下)、胆俞、脾俞穴(图 3)。

方法

(1)取上穴,采用刺络罐法,先用三棱针点刺各穴,然后用闪火法将罐吸拔在点刺的穴上,留罐 5~10 分钟,隔日 1 次,两组穴交替应用。

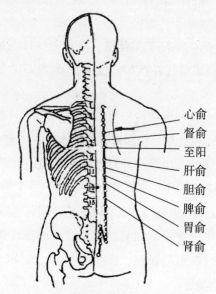

心俞
督俞
至阳
肝俞
胆俞
脾俞
胃俞
肾俞

图3 脂肪肝拔罐常用穴位示意图

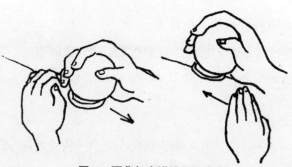

图4 腰背部走罐操作示意图

（2）在督俞（第6胸椎下，旁开1.5寸）至胃俞段涂上润滑剂，施以走罐至皮肤潮红，然后在走罐部位用三棱针点刺或皮肤针叩刺，再用罐吸拔至微出血，隔日1次。

主治 脂肪肝。

🌳 拔罐疗法注意事项

（1）要注意体位选择，患者要有舒适的体位，根据不同部位选择不同口径的火罐。注意选择肌肉丰满、富有弹性、没毛发和骨骼凹凸的部位，以防掉罐。拔罐动作要做到稳、准、快。

（2）要注意拔罐禁忌，皮肤有溃疡、水肿及大血管的部位不宜拔罐；高热抽搐者，不宜拔罐；有自发性出血和损伤性出血不止的患者，不宜使用拔罐法。

（3）要注意拔罐意外情况的处理：在拔罐过程中如出现烫伤，小水疱可不必处理，任其自然吸收；如水疱较大或皮肤有破损，应先用消毒针刺破水，放出水液，或用注射器抽出水液，然后涂以龙胆紫，并以纱布包敷，保护创口。

脂肪肝患者的按摩治疗方法

按摩是我国传统医学的组成部分，不仅为人类健康事业作出了巨大贡献，而且对弘扬民族文化、推动人类医学的发展起了积极的作用。按摩具有疏通经络，调和气血，平衡阴阳，调理脏腑，活血祛瘀，舒筋活络，解除拘急，消肿止痛，扶正祛邪，延缓衰老的功能。当人体患病时，它能调动机体抗病能力，抵御病邪，使正盛邪退、阴平阳秘、解除疾苦、恢复健康；在人体无器质性损坏时，它能使机体内部正气旺盛，增强抵抗力，起到预防、强身、保健作用。医学工作者发现，如果按摩方法得当，肝病对症，一般每日或隔日按摩一次，经过一个疗程（15次）的治疗，再加上药物治疗，一般患者的症状会明显改善；3~4个疗程之后，症状大多消失，肝功能可恢复或接近正常，其效果明显高于单纯用药物治疗者。所以说按摩疗法，不失为辅助治疗慢性脂肪肝的一条新途径。治疗脂肪肝的按摩可随时随地来做，老少皆宜。按摩方法简单，种类较多，好学易记，疗效显著，无病可以健身，有病可以治病。日常学习一些肝病按摩法，对于养生保健、减轻脂肪肝症状大有益处。

🌳 肝区揉按法

　　肝脏位于腹腔右上部并占据上腹的一部分，小部分位于左上腹。卧位时，肝脏的上界在右侧锁骨中线第五肋间，通过叩诊便可发现其上界。一般情况下在上腹部触摸不到肝脏下缘，但有一少部分人肝脏位置下垂，则可于肋缘下触及肝下缘。在儿童期，肝脏位置较成人略低，肝下缘在肋下1~2 cm处；少年期后，在肋下不易触及。肝脏的位置可随体位及呼吸变化有一定的改变，站位和吸气时肝脏下移 1~2 cm，而仰卧位和呼气时则有所上升。准确了解肝脏的位置，对于科学按揉肝区有十分重要的意义，具体按揉方法如下。

方法一：仰卧位，用右手掌在右下胸至右上腹部来回擦摩，动作较快，右手做累后用左手做，可擦摩 100~200 次，依个人情况而不同（一上一下算一次），每天做 1~2 遍（最好在早起或临睡之前各做一遍）。这种手法对促进肝区血液循环有一定的帮助。

方法二：仰卧位，两手重叠，方法与上式相同。手掌按压在肝区上，吸气时，两手由右往上向左揉按；呼气时，两手由左往下向右揉按，一吸一呼，为一圈，即为 1 次，少则 8 次，多则 64 次。然后，按相反方向揉按，方法与次数同上。最后，做三次压放呼吸动作，方法同上。

指针点穴法（图5，图6）

主穴　点按足三里（髌骨下 4 横指，胫骨前嵴外 1 横指）、阳陵泉（腓骨小头前下方陷下）、行间（第一、二趾的趾缝间）、期门（乳头直下，第六肋间）。

配穴　发热加外关、曲池；恶心、呕吐加内关、内庭；纳差、口苦加支沟；肋痛、口干加大冲；肝区痛、乏力加三阴交；失眠、心悸加神门；汗多加劳宫（握拳，中指尖到达处）、后溪（握拳，掌横纹尺侧缘，赤白肉际处）。

如果出现腹胀、气郁不畅还可指压按揉中脘穴。

方法 按摩方法为掐揉法。中脘穴按揉的方法是手掌按压在中脘穴上，手指按压在建里与下脘穴上，吸气时，两手由右往上向左揉按。呼气时，两手由左往下向右揉按。一吸一呼为一圈，即为一次，可连续做 8~64 次，然后，再按相反方向揉按，方法与次数同上。最后，做 3 次压放吸呼动作，方法同上。

如果患者的症状较多，可用全身按摩法。按摩可以使患者肌肉、皮肤毛细血管扩张，促进新陈代谢，促进全身症状好转。事实上，一次全身的按摩，等于为患者做一次

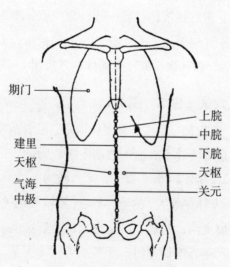

期门

上脘
中脘
下脘

建里
天枢
气海
中极

天枢
关元

图 5　指针点穴穴位示意图（1）

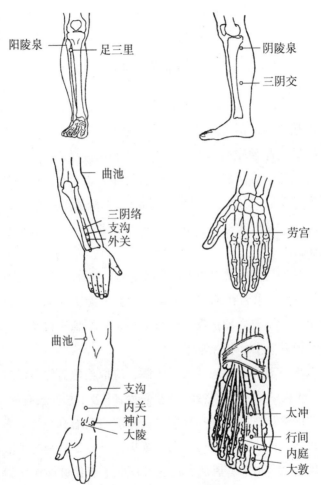

阳陵泉 —— 足三里

阴陵泉

三阴交

曲池

三阴络
支沟
外关

劳宫

曲池

支沟
内关
神门
大陵

太冲
行间
内庭
大敦

图6　指针点穴穴位示意图（2）

不消耗体力的被动运动。全身按摩变静为动，以动代静，
有利于脂肪肝患者康复。

脂肪肝患者按摩治疗宜与忌

医生按摩前要修整指甲，用热水洗手，同时，将有碍操作的物品预先摘掉。医生态度要和蔼，严肃细心，要耐心地向患者询问病情，争取患者合作。患者与医生的位置要安排合适，特别是患者坐卧等姿势，要舒适而又便于操作。按摩手法要轻重适宜，并随时观察患者表情，使患者有舒服感。

按摩时间每次以 20~30 分钟为宜，按摩次数以 15 次为 1 个疗程。患者在大怒、大喜、大恐、大悲等情绪激动的情况下，不要立即按摩。饱食之后，不要急于按摩，一般应在饭后 2 小时左右为宜。

按摩时，有些患者容易入睡，应取毛巾盖好，以防着凉，注意室温。当风之处，不要按摩。其次，忌在长有痈疖、肿瘤的部位按摩。这些部位多有相应的毛细血管与病变组织相连，体表按摩使得毛细血管扩张，导致病变的扩散而加重病情。另外，脂肪肝患者在同时患有传染性疾病的病期内不能按摩，以免造成疾病传播。

脂肪肝患者足底按摩治疗法

中医学认为，脚心是肾经涌泉穴的部位，经常用手掌摩擦脚心，可健肾、理气、益智、交通心肾，使水火相济，心肾相交，对脂肪肝患者恢复有重要的作用。因为足部与全身脏腑经络关系密切，故有人称足是人类的"第二心脏"。刺激足穴可以调整人体全身功能，治疗脏腑病变。人体解剖学也表明脚上的血管和神经多，许多神经末梢与头、手、身体内部各组织器官有着特殊的联系。所以，单纯对足部加以手法按摩，就能治疗许多疾病，对脂肪肝也不例外。

临床实践过程中发现，当肝脏功能减弱时，在右脚脚底的肝脏反射区会出现小疙瘩，按压时感到剧痛。每天用食指或拇指耐心地揉按肝脏反射区，直到疙瘩和疼痛减弱为止，对减轻肝病症状颇为有益。此外还要刺激胃反射区，主要是为了增进食欲，帮助消化，可向肝脏输送更多的养分。

足部有效按摩穴位及反射区如图7所示。有按摩经验的医学专家证实，按摩足底肝肾反射区、交感神经反射区与甲状腺反射区，疗程一般为3个月，肝功能就可望恢复正常。所以说慢性脂肪肝患者在用药物治疗的同时，不妨采用足底按摩治疗法，以促进疾病的康复。

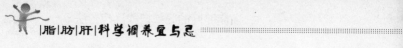
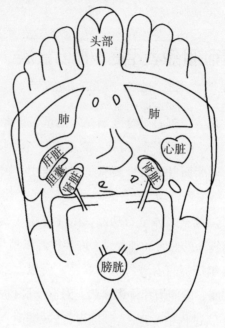

图7 人体内脏脚部信息反射图

爱心提示

　　脂肪肝患者在接受脚底按摩治疗时，反射区经过刺激，使得反射区及血液内所集结之代谢废弃物、毒素等等，经过肾脏、输尿管、膀胱等排泄器官排出体外。因此，每次的脚底按摩后，脂肪肝患者都必须喝300~500毫升的水，以便将体内的毒素及沉淀物排出体外。若是没有喝水，效果可能降低许多。另外，还要注意脚底按摩的时间。平常按摩 1 次需要 30~40 分钟；若是身体较虚弱者或是较不能忍受疼痛者，就应该减少按摩时间；如果是严重的心脏病或是肾脏病患者，按摩至该器官反射区时，最好按摩 3~5 分钟。此外，为脂肪肝伴严重心脏病按摩时，要控制好力量。

脂肪肝患者针灸治疗方法

针灸是我国传统医学宝库中的一枝奇葩，在调理脂肪肝中也发挥着重要的作用。针灸治疗脂肪肝操作简便，安全可靠，患者痛苦小，因此受到很多脂肪肝患者的欢迎。应用针灸治疗脂肪肝有一定的疗效。针灸治疗脂肪肝对 20~50 岁的中青年脂肪肝者效果较好。另外，针灸治疗脂肪肝的效果与季节、气候都有关系。通常春夏见效较快，秋冬见效较慢。这是因为春夏两季人体的新陈代谢功能旺盛，自然排泄通畅，因而有利于治疗脂肪肝。

目前临床多采用耳穴埋针法和中药耳穴埋压法。在治疗过程中应注意下列几项原则。

（1）辨证取穴：应根据患者的临床特点，选择最适合的穴位。如食欲亢进、易饥饿者，应首选胃经；如体态虚胖、动则气喘，可选择肺、脾胃经；如脘腹满闷、肢体沉重，应选择三焦经。

（2）准确定位：治疗找穴时，最好应用耳穴探测器或探测针在耳穴区寻找最佳敏感点，然后将针对准敏感点，准确压入，固定牢靠，轻轻揉压直到有明显的酸麻胀重的得气感为止。

（3）严格消毒：整个操作过程应做到严格消毒，所有的针和器械均应浸泡在75%的酒精或消毒液中备用，防止发生感染或污染。

需要说明的是，针灸治疗期间配合适当的户外活动，如散步、慢跑等，会使针灸治疗脂肪肝的效果更明显。脂肪肝患者如果在针灸中出现眩晕、疼痛、恶心等症状时，属于针灸的不良反应，应立即中断治疗，防止危险发生。在治疗过程中，可能会出现厌食、口渴、大小便次数增多、疲劳等反应，这些均属于正常现象。因为通过针灸治疗，机体的内在功能不断调整，促使新陈代谢加快，能量不断消耗，因而出现一些临床反应。等到机体重新建立平衡，这些症状就会消失。

● 针灸治疗脂肪肝处方一

症状　食欲亢进，丰食多餐，面色红润，畏热多汗，腹胀便秘，舌质正常或偏红，苔薄黄，脉滑有力。本证相当于单纯性脂肪肝。

治法 泻火伐胃，通泻大肠。

主治 脾俞、胃俞、曲池、内庭（图3，图6）。

随证配穴 便秘加天枢、支沟；胃中嘈杂易饥，加中脘、梁丘。

操作 采用强刺激手法，均用泻法。每日1次，每次留针30分钟，留针期间反复强刺激。

● 针灸治疗脂肪肝处方二

肌肉松弛，面色苍白，神疲乏力，四肢困倦，形寒怕冷，皮肤干燥，嗜睡健忘，纳呆腹胀便秘，动则少气不足，或见尿少浮肿，舌淡苔薄白，脉沉细而迟。

症状 益气健脾，祛痰利湿。

主穴 脾俞、胃俞、足三里、关元（图3，图5，图6）。

随证配穴 尿少浮肿加阴陵泉，纳呆腹胀加中脘，嗜睡健忘加百会、人中。

操作 诸穴用补法，中等刺激。每日1次，每次留针30分钟，其间行针数次，或加灸。

● 针灸治疗脂肪肝处方三

症状 肌肉松弛，面色苍白，神疲乏力，喜静恶动，

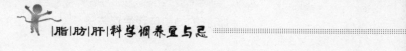

面色苍白，纳谷正常或偏少，稍动则少气不足，易畏寒，或伴尿少浮肿，舌质淡有齿痕，苔薄白，脉沉细迟缓。如果为男性患者，常伴第二性征发育不良，乳房肥大等。

治法 温肾壮阳，健脾利湿。

主穴 肾俞、脾俞、命门、三阴交（图3，图6）。

随证配穴 男性脂肪肝者伴有阳痿早泄可加关元、中极，尿少浮肿者加阴陵泉。

操作 均用补法，中等刺激。每日1次，每次留针30分钟，其间行针数次，可加灸。

● 针灸治疗脂肪肝处方四

临床表现 肌肉结实，头大，面圆，纵腹重腴，股胫肉肥，食欲旺盛，舌质红，苔薄黄，脉沉滑有力。

治疗 脾俞、胃俞、阴陵泉、内庭（图3，图6）。

随证配穴 重度脂肪肝心悸、气促加内关；胃中嘈杂，多食善饥加中脘、梁丘；伴有转氨酶升高加阳陵泉、太冲、丰隆。

操作 均用泻法，强刺激捻转提插。每日1次，每次留针30分钟，其间行针数次。

● 耳针治疗脂肪肝处方

耳针法对治疗脂肪肝也有一定疗效。祖国医学认为，耳朵与全身经络脏腑关系密切，通过对耳朵上不同穴位的刺激，可达到调节全身功能、治疗疾病的目的。耳针疗法的具体内容包括耳穴针刺、耳穴按压、耳针压籽等。

取穴 取内分泌、皮质下、神门、交感、心、肝、肾（图8）。

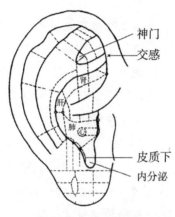

神门
交感

肾

肝

肺 心

皮质下
内分泌

图8 耳穴示意图

操作 每次选取 2~3 穴，每日或隔日 1 次，每次留针 20 分钟。或用撤针埋耳穴胶布固定，4~5 天更换 1 次。或用王不留行籽按压耳穴，每日餐前或饥饿时揉按耳穴 3~5 分钟，以有酸、麻、灼热痛感为宜，两耳交替，每 3~5 天更换 1 次。

脂肪肝患者艾灸治疗法

灸法是一种用火烧灼的治疗保健方法，主要是利用菊科植物艾叶做原料，制成艾绒，在一定穴位上，用各种不同的方法燃烧，直接或间接地施以适当的温热刺激，通过经络的传导作用而达到治病和保健目的的一种方法。艾灸法属于中医治疗保健方法之一，不仅能治病而且能防病；作为一项保健措施，它不仅对中老年身体健康有明显的保健作用，而且对中老年性健康也有十分重要的治疗与保健作用。

灸法在国内外实践中已经取得了相当好的效果。其所以能够得到广泛应用，一个重要原因是简便易行、效果明显。灸法比针法还要容易，只烧皮肤，不触及内部重要组织。脂肪肝保健灸尤其容易，因为取穴不多，便于掌握，只要经过一般医师的指导，或者按图取穴，就可以自己操作，或者家人、朋友互相操作，达到保健的目的。关键问题，在于取穴和操作技术。也就是说灸法操作水平的高低直接关系到脂肪肝治疗的效果。

脂肪肝患者宜用的施灸方法

（1）温和灸（图9）：施灸时将艾条的一端点燃，对准应灸的腧穴部位或患处，距皮肤 2~3 厘米，进行熏烤。熏烤以使患者局部有温热感而无灼痛为宜，一般每处灸 5~7 分钟，至皮肤红晕为度。对于昏厥、局部知觉迟钝的患者，医者可将中、食二指分开，置于施灸部位的两侧，这样可以通过医者手指的感觉来测知患者局部的受热程度，以便随时调节施灸的距离而防止烫伤。

（2）雀啄灸（图 10）：施灸时，将艾条点燃的一端与施灸部位的皮肤并不固定在一定距离，而是像鸟雀啄食一样，一上一下活动地施灸。另外也可均匀地上下或向左右方向移动或作反复地旋转施灸。

● 脂肪肝患者施灸处方一

取穴　期门、肝俞、胆俞、胃俞、足三里、三阴交、天枢（图 3，图 5，图 6）。

灸法　采用艾条温和灸。每穴灸 5~10 分钟，每天 1 次。

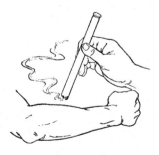

图 9　温和灸

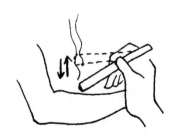

图 10　雀啄灸

30 次为 1 疗程。

方解 艾灸期门、肝阳（耳穴），舒肝解郁，疗肝脏损害，降低转氨酶以促使肝脏康复，此二穴乃治脂肪肝的经验穴。灸肝俞、胆俞，可调理肝胆之经气，泄湿热而化滞。艾灸足三里、胃俞、天枢穴，具有温中健脾、利湿退黄之功。温灸三阴交穴，健脾以利湿、养肝以生血，益肾以生精、益气安神。诸穴合力，持之以恒，脂肪肝即可好转。

● 脂肪肝患者施灸处方二

取穴 胆俞、肝俞、阴陵泉、太冲、内庭（图3，图6）。

配穴 脘痞加足三里，呕恶加内关，便秘加天枢。

治则 疏调肝胆，清热利湿。

适应证 阳黄。黄色鲜明，发热口渴，小便黄赤短少，腹胀，大便秘结，胸闷，舌苔黄腻，脉滑数。

灸法 每日灸 1~2 次，每穴灸 3 壮。

● 脂肪肝患者施灸处方三

取穴 脾俞、胃俞、至阳、足三里、三阴交（图3，图6）。

配穴 神疲无力加气海，大便溏泄加关元。

治则 健脾利胆，温化寒湿。

适应证 阴黄。黄色晦暗，神疲无力，四肢倦怠，食少便溏，畏寒怕冷，脘腹痞满，舌质淡苔腻，脉沉迟无力。

灸法 每日灸 1~2 次，每穴灸 3~5 壮。

脂肪肝灸疗操作宜与忌

灸疗是以中医脏腑经络基础理论为指导的一种治疗方法，因此，使用时，首先要根据疾病的痛位、病性等，辨证选穴，这样才能收到预想的效果。灸治是一种热疗，它是借助于艾灸的温热而疏通经络，故在施灸时，切不可距离太近，以免灼伤皮肤，造成感染。更要防止艾团的火花迸射，烧伤皮肤。灸治，现在多以被灸处皮肤有温热感或灼热感为标准。点燃的艾条一般距离皮肤 3~5 厘米，时间以 5~10 分钟为宜。施灸前要与患者讲清灸治的方法及疗程，尤其是瘢痕灸，一定要取得患者的同意与合作。瘢痕灸后，局部要保持清洁，必要时要贴敷料，每天换药 1 次，直至结痂为止。在施灸前，要将所选穴位用温水或酒精棉球擦洗干净，灸后注意保持局部皮肤温度适当，防止受凉，影响疗效。除瘢痕灸外，在灸治过程中，要注意防止艾火灼伤皮肤。如有起疱时，可用酒精消毒后，用毫针将水疱挑破，再涂上龙胆紫即可。偶有灸后身体不适者，如身热感、头昏、烦躁等，可令患者适当活动身体，饮少量温开水，可使症状迅速缓解。施灸时注意安全使用火种，防止烧坏衣服、被褥等物。